Ron Brown

Authorised Summaries of F.M. Alexander's four Books

"Man's Supreme Inheritance"
"Constructive Conscious Control of the Individual"
"The Use of the Self"
&
"The Universal Constant in Living"

AUTHORIZED SUMMARIES OF F. M. ALEXANDER'S FOUR BOOKS
by RON BROWN

Copyright© 1992 by Ron Brown
Published by arrangement with the Author's Estate c/o Brandt & Hochman Literary Agents,
Inc., New York, U.S.A. through Tuttle-Mori Agency, Tokyo. All rights reserved.

Authorised summaries of F.M. Alexander's Four books:
Man's Supreme Inheritance,
Constructive Conscious Control of the Individual,
The Use of the Self,
The Universal Constant in Living.

Original carboncopy typescript from the Walter H. M. Carrington Archives was transferred onto disc and made
available to STAT Books by Alexander Murray.
The books division of the Society of Teachers of Alexander Technique

Photograph of F. M. Alexander © 2019, The Society of Teachers of the Alexander Technique, London.

アレクサンダー
テクニーク

F・M・アレクサンダーによる
著書4作の要約

- ❖ 人類が受け継ぐ至高の恵み
- ❖ 個人の建設的な意識的コントロール
- ❖ 自己の使い方
- ❖ 生き方の普遍定数

要約著者：**ロン・ブラウン**

日本語版監修者：**八木 道代**

翻訳者：**大田 直子**

日本語版監修者序文

　日々猛スピードで変化する我々の日常。社会が大きく変化していることを実感しない日はなく、この慌ただしい流れの中、心身はバランスを欠き、「実感のない自分」が存在しています。それに気づき、解決策を求め学ぶ人々は日々増加しているように感じます。

　その需要を反映するかのように、アレクサンダー・テクニークも世界中に広がり、指導者も多数存在するようになりました。そして日本においても、興味を持たれる方が増え、指導者も育成され、翻訳本のみならず、日本人指導者による解説本も多く出回るようになりました。テクニークが我々の日常に浸透し、生きる糧として活用されることは非常に喜ばしい事です。しかし一方で、F.M. アレクサンダーの考えを深く理解する機会が減っているようにも感じます。次ページの W.H.M. キャリントンによる序文にも書かれていますが、アレクサンダーの考えを学ぶ際、彼自身の著書に触れることがないというのは、非常に残念なことです。テクニークが浸透してきた今だからこそ改めて、彼が何を考え、テクニークの真意はどこにあるのかについて再考する必要があるように感じています。

　本書は、アレクサンダーの生徒ロン・ブラウンによって執筆された「Authorised Summaries of F.M.Alexander's four books」の日本語版です。アレクサンダー自身の著書 4 冊を要約し、一つにまとめたものです。

　この本の特長は、アレクサンダー自身の言葉を使って要点を短くまとめ、膨大な量の 4 冊の概要を示した点です（ロン・ブラウンによる解説本ではない）。更にはアレクサンダー自身が目を通し、出版に同意していたという所に価値があります。正にテクニークの「全体像」を理解するには非常に優れたものであり、本格的に学ぶための第 1 歩としては最適です。

　ただ、要約ならではの弱点もあります。文章のつなぎが曖昧な部分があること。「アレクサンダーは、こう述べている」と、ロンが筆者として存在していることを示しながら表現している部分と、アレクサンダー自身の考えが淡々と並べられている部分（この本を執筆しているのがアレクサンダーのように）とが混在し、視点が定まらないこと。また、アレクサンダーの文章は非常に硬く、長く、繰り返しが多いために、要約も同様であること。そのため、日本語に置き換える作業は大変難しく、

日本語版になったとしても、決して楽に読み進めていけるものではありません。

しかし、文脈を理解し、内容が腑に落ちてくると、アレクサンダーが残した普遍的な観点には、眼を見張る部分が多くあることに気付いてくるはずです。そして、現代を生きる我々にとっても非常に共感でき、同時に、約100年前に彼が問題として定義していたことが今も重大な課題として社会にはびこっていることに愕然とするでしょう。これらが作成された20世紀前半は、現代と比べれば時代背景も全く異なります。しかし時を飛び越え、どのような状況でも「我々が常に深く考えるべきこと」を投げかけてきます。それをしっかり受け止め、改めて問い直す必要があるでしょう。

尚、この日本語版で使われている訳語については、これまでに出版された多くの訳書を参考に吟味しましたが、全てを的確に表現できているとは言えません。言葉の一つ一つに抱くイメージは人それぞれであり、微妙な違いがあります。特に感覚的な内容を伝えるのは簡単ではなく、実際に体験せずに真意をつかむことはできないものです。アレクサンダーによるこの理論は「実体験から導かれたもの」ということを念頭に、文章のみで理解しようとせず、自分のからだと対話し、実感しながら読み進めて欲しいと思います。また具体的な例をあげて説明しているところもありますので、今現在の自分に置き換え、身近なものとして感じながらお読み頂けると良いでしょう。

生きるとは？

壮大なテーマが根底に流れています。

皆さんの感性に深く響き、「アレクサンダー・テクニーク概論」として本書が役立つことを願っています。

尚、出版に当たっては、本当に多くの方々に御支援頂きました。

2005年指導者資格をオランダで取得後、日本に帰国した時、「ロンの要約だけでも日本語版が出版されていたら良いのに・・」と感じていました。私自身も日本語で指導する際の語彙が少ないと痛感したこともあり、改めてこの本を日本語に

訳す作業を始めました。その際、サポートして下さった村松夏子氏。彼女は英文法の観点から、そして私はテクニークの実践内容を知っているという立場から、互いに意見をぶつけ合い討論した日々は、かけがえのない時間でした。お忙しい中長期間にわたりご指導下さったこと、言葉が見つからないほど深く感謝しております。

　当初は、「自分のための翻訳作業」が主でしたが、同じように感じている方々を知り、次第に具体的に出版を模索し始めました。翻訳作業が終了して数年後、2018年3月、STAT（the Society of Teachers of the Alexander Technique）に版権取得について問い合わせたところ、STAT事務局のルーク・チャターソン氏がロンの娘であるリザ・アイカン氏を紹介して下さいました。彼女からは父親であるロンの情報を頂くことができ、とても感慨深く感謝しております。その後、リザからニューヨークにあるBrandt & Hochman Literary Agentsのマリアンヌ・メローラ氏に繋がり、そこから東京のタトル・モリ・エイジェンシーの小林祥子氏へ繋がりました。版権取得の手立てを確認できたことで、出版企画書を数社に提出したのです。そしてガイアブックス様が出版に乗り出して下さいました。人の繋がり、様々な出会い、幸運としか言いようがありません。

　その後、出版に向けて話を進めていく中で、本書が更に分かりやすいものになることを願って、改めて翻訳を専門家にお願いすることになりました。今回日本語訳を担当して下さった大田直子氏には非常に感謝しております。そして、出版に向けご尽力下さったガイアブックスの吉田初音氏、田宮次徳氏。大変お世話になりました。心からお礼申し上げます。

　長年の想いが実を結ぶこと
　監修者として関われること
　皆様のお力添えあってのことです。
　心から感謝いたします。

2019年8月　八木　道代

序文

　F・マサイアス・アレクサンダーの著書4作の要約は、彼が亡くなる数年前、新聞記者であり、ロイターの論説委員であり、テクニークの生徒だった、ロン・ブラウンによって作成された。ブラウンは、アレクサンダーが南アフリカの裁判所で『マンパワー』という政府発行誌の編集長相手に起こさざるをえなかった、名誉毀損訴訟についてまとめた本を作成するように依頼されていた。それは被告が南アフリカ政府、被告側弁護人が法務長官という裁判だった。

　その本は、法廷および英国外科医師会長、英国内科医師会長、そして当時の英国大蔵大臣サー・スタフォード・クリップスのような著名な証人たちに示された証拠を、すべて盛り込むことになっていた。そして名誉毀損はアレクサンダー氏の著作物にもとづいて彼を中傷するものだったので、読者のために、その著作物の要約を含めることが必須と考えられた。

　残念ながら、ロン・ブラウンは仕事を仕上げる前に亡くなってしまい、彼の跡を継ぐ者はいなかった。裁判はアレクサンダーと彼の教えが正しいと証明されて終わり、その判決は控訴院でも支持されたが、経過した時間を考えると、本を出版するほど大衆は関心をもっていないと判断された。

　しかし著作物の要約はアレクサンダーに届けられ、本人が入念にチェックした。実際、彼はその重要性を認識していたので、読んだページにイニシャルを書き入れ、自分が承認したことを示している。したがって本書は、彼が自分の著作物の公正で正確な要約であると考え、その出版に完全に同意したものと見なすことができる。

　昨今、アレクサンダー・テクニークを学んだり研究したりしていながら、アレクサンダー自身の著作を知らない人が大勢いる。これは残念なことだ。なぜなら彼の経験は貴重であり、彼は人々の実際的な助けになるように、その経験を記すことに最善を尽くしたからだ。彼が書いたことはすべて、入念に研究してじっくり考える価値がある。実のところ、信奉者にとって彼の本は、航海士にとっての岩や浅瀬、潮や海流を警告してくれる海図のようなものだ。もちろん、こうした要約は全文の代わりにはならないが、彼の長年の経験から生まれたものであり、少なくとも彼自身の考えや教えの信頼できる手引きであり、もっと多くのことを発見するよう私たちを誘う。

W・H・M・キャリントン

1992年2月、ロンドンにて。

目次

日本語版監修者序文 ⋯⋯⋯⋯⋯⋯⋯⋯⋯⋯⋯⋯⋯⋯⋯⋯⋯ iv

序文 ウォルター・H・M・キャリントン ⋯⋯⋯⋯⋯⋯⋯⋯⋯ vii

第1部 人類が受け継ぐ至高の恵み　　　　　　　　　1

新版（1945年）の前書き ⋯⋯⋯⋯⋯⋯⋯⋯⋯⋯⋯⋯⋯⋯ 2

初版（1910年）の前書き ⋯⋯⋯⋯⋯⋯⋯⋯⋯⋯⋯⋯⋯⋯ 2

ジョン・デューイ教授による序文 ⋯⋯⋯⋯⋯⋯⋯⋯⋯⋯⋯ 3

第1章 人類が受け継ぐ至高の恵み　　　　　　　　　5

1 原始的状態から現在のニーズへ ⋯⋯⋯⋯⋯⋯⋯⋯⋯⋯ 5

2 原始的治療とその欠点 ⋯⋯⋯⋯⋯⋯⋯⋯⋯⋯⋯⋯⋯⋯ 5

3 潜在意識と抑制 ⋯⋯⋯⋯⋯⋯⋯⋯⋯⋯⋯⋯⋯⋯⋯⋯⋯ 6

4 意識的コントロール ⋯⋯⋯⋯⋯⋯⋯⋯⋯⋯⋯⋯⋯⋯⋯ 6

5 意識的コントロールの応用と関連する原理の概念 ⋯⋯ 7

6 思考と体の習慣 ⋯⋯⋯⋯⋯⋯⋯⋯⋯⋯⋯⋯⋯⋯⋯⋯⋯ 8

7 民族文化と子どもの教育 ⋯⋯⋯⋯⋯⋯⋯⋯⋯⋯⋯⋯⋯ 9

8 進化の水準と1914年危機 ⋯⋯⋯⋯⋯⋯⋯⋯⋯⋯⋯⋯ 10

第2章 意識的ガイダンスとコントロール　　　　　12

1 主張の概要 ⋯⋯⋯⋯⋯⋯⋯⋯⋯⋯⋯⋯⋯⋯⋯⋯⋯⋯⋯ 12

2 議論 ⋯⋯⋯⋯⋯⋯⋯⋯⋯⋯⋯⋯⋯⋯⋯⋯⋯⋯⋯⋯⋯⋯ 14

3 意識的ガイダンスとコントロールのプロセス ⋯⋯⋯⋯ 15

4 意識的ガイダンスとコントロールの実践 ⋯⋯⋯⋯⋯⋯ 16

5 不安と再教育 ⋯⋯⋯⋯⋯⋯⋯⋯⋯⋯⋯⋯⋯⋯⋯⋯⋯⋯ 17

6 個人の間違いと思い込み ⋯⋯⋯⋯⋯⋯⋯⋯⋯⋯⋯⋯⋯ 18

7 注釈と実例 ⋯⋯⋯⋯⋯⋯⋯⋯⋯⋯⋯⋯⋯⋯⋯⋯⋯⋯⋯ 18

第3章 新しい呼吸再教育法の理論と実践（初版 1907 年） 23

1 呼吸再教育の理論 23
2 避けるべき誤りと覚えておくべき事実 24
3 呼吸再教育の実践 25
結び 26

第 2 部 個人の建設的な意識的コントロール 27

前書き（1923 年） 28
新版の前書き 28
ジョン・デューイ教授による序文 29

第1章 感覚認識と人類の文化発展 32

第2章 感覚認識と学習および行動学習 39

1 教育と再教育 39
2 誤った考え 41
「正しくやる」 42
「自分流にやる」 42
「他人の視点で自分を見ない」 43
3 不完全な感覚認識 44
4 実例 46
5 呼吸のメカニズム 48
6 激しい恐怖反射、コントロールできない感情、定着した先入観 50
7 心身のバランス 53

第3章 人間のニーズと関連する感覚認識 55

1 自己を知る 55
2 模倣 57
3 集中と持続的な指示を出すこと 57
4 記憶と感じ 60
5 ストレスと緊張に関係する複雑さと混乱 62

第4章 感覚認識と幸福　63

結論 心身の姿勢 ……… 64

第3部 自己の使い方　67

ジョン・デューイ教授による序文 ……… 68

第1章 技法の進化 ……… 71

第2章 反応に関係する使い方と機能 ……… 77

第3章 ボールから目を離してしまうゴルファー ……… 79

目的至上主義者の手段の問題 ……… 81

第4章 吃音症 ……… 82

第5章 診断と医学訓練 ……… 86

第4部 生き方の普遍定数　95

最近の評価 ……… 96

論評―F・マサイアス・アレクサンダーの教育手法 ……… 97

前書き（1941年） ……… 99

新版（1946年）の前書き ……… 100

はじめに ……… 100

第1章 使い方がおよぼす一定の影響 ……… 103

第2章 使い方がおよぼす一定の影響と診断および病気 ……… 106

第3章 英国医師会体育委員会の報告書の論評 ……… 109

　1. 身体鍛錬の誤りと限界 ……… 109

　2. 1940年の手紙 ……… 112

第4章 予防の方法 ……… 114

第5章 使い方の持続的影響と変化 ……… 117

　1 人間的な要素 ……… 117

　2 アレクサンダー・テクニークにかかわる手順、

　　人間の反応をコントロールする第1原理 ……… 118

　3 基本的アプローチ ……… 121

第6章 生理学と生理学者 ……… 124

x

第7章「全体としての人間」理論とその実践 ………………… 130

第8章 整骨医の考える新しい技法 ………………………………… 134

第9章 新しい方法での原理のテスト …………………………… 137

第10章 原理に対する新しいパターンと努力 ………………… 139

第11章 生き方の愚かさ ……………………………………………… 142

第12章 止め方を知る ………………………………………………… 145

結論 …………………………………………………………………………… 147

付録　149

付録A トマス・D・ホールによる演説からの抜粋 …………… 149

付録B A・マードック医師による論文からの引用 …………… 149

付録C マンゴー・ダグラス医師による論文からの引用 …… 150

付録D ジョン・ヒルトンによる演説からの引用 …………… 151

付録E アレクサンダーの女性生徒からの手紙より引用 …… 151

付録F ウィルフレッド・バーロー医師による意見 ………… 152

付録G ドイツの医学および軍事報告からの引用 …………… 152

付録H『ニューヨーク・タイムズ』の記事に関する
　　　アレクサンダーの所見 ……………………………………… 153

文献目録 …………………………………………………………………… 154

第1部
人類が受け継ぐ
至高の恵み

人類の文明進化に関連する
意識的ガイダンスとコントロール

1	人類が受け継ぐ至高の恵み
2	意識的ガイダンスとコントロール
3	新しい呼吸再教育法の理論と実践 (初版 1907 年)

新版（1945年）の前書き

　人類は危機が起こるたびにそうしてきたように、いま、こう問いかけている。「救われるために私たちは何をすべきか?」「変化を起こすために、どこから始めるべきなのか?」

　そして必死にはるばる遠くまで救いを探しに行くが、その救いは自分自身の手中にある。

　悪い状況をもたらすのは、人間がまず自分自身に対して、次に外での活動において、**やる**ことであり、この**行為**をしないようにすることでしか、真の変化を起こすことはできない。

　人間は自分自身が**どんな**行為をどうやってやめるべきなのか、知ることを学ばなくてはならない。まず自分自身の行動を変えなくてはならないのだ。この変化をどうやって起こすべきか、については広く議論されているが、たいてい見落とされているのは、人間は全体として機能しており、全体としてしか根本的に変わることはできない、という基本的事実である。アレクサンダー・テクニークは、人間が自分の行動をコントロールし、環境がいかに不慣れでも、いかにまごつくものでも、それに合わせて行動を変えられるようになるために必要な、自己の機能に関する知識を教えてくれる。それはどんな時代にも、どんな刺激への反応であっても、役に立つ知識だ。

　人類が受け継ぐ至高の恵み、すなわち意識的なガイダンスとコントロールは、労を惜しまずにそれを養おうとする人なら誰でも手に入れられる。

初版（1910年）の前書き

　アレクサンダーはこう書いている。「一般人であれ専門家であれ、私を批判する人たちに対して、状況に関係なく誰にでも無限に日の光が降り注ぐという予言を否定したい」

　「この本には、王道も万能薬も特効薬も出てこない。理想も、その実現が有望であることも、私にはわかっているが、私の推論は、コツコツと研究してきた兆候から辛抱強く慎重に導き出したものである」

「私の理論と実践は人類誕生当時からの原理にもとづいているにもかかわらず、いまだにまかり通っている古い伝統に合っていないせいで、革命主義の異端と見なされていることはわかっている。しかしそのように伝統を拒否するにあたって、私が裏づけとしているのは、たんなる机上の理論ではない。私はこの13年間で、自分の能力の限界に達するほどの実践を積んできた。自分の理論を現実のニーズに応用するにあたって、どんな状況下でも実践に耐えることを証明する機会が十分にあったわけだ」

アレクサンダーは、一般人の身体機能がひどく低下し、癌、虫垂炎、精神障害が増えていることに言及し、身体鍛錬、リラクゼーション、そして安静療法によって健康水準を上げようとする現在の手法が、この3つの病気を抑えるのにまったく役に立たないことの証拠だと結論づけている。細菌学もそれにもとづく予防接種も、うまく治療効果をもたらす可能性はやはり低く、病原体を存在させるような状況を無視している。

「問題を根本から解決するために、私は人間の体というすばらしい道具に目を向ける。人の体には無類の順応性があり、抵抗力と回復力に富んでいるので、使い方が正しければ、病気の力をすべて克服することができる。男性も女性も子どもも、完璧な体をもつことができる。個人の理解と努力によってそれを獲得するかどうかは、私たち一人ひとりにかかっている」

ジョン・デューイ教授による序文

人間性が動物的な残虐性から現在の文明へと変化したことの意味、危険性、そして可能性を、アレクサンダー氏ほどはっきり完璧に理解している人はいない。アレクサンダーの解釈はおもに、脳および神経系の機能と、消化系、循環系、呼吸系、筋肉系の機能との対立によって、個人の心身の健康がさらされる危機を中心に展開されている。

さまざまな器官がバランスを失うと、特定の限定的な治療の試みは、すでに不調をきたしているメカニズムに働きかけるだけである。1つの器官の「改善」が、代償としてどこかほかの場所に不適応をもたらす。それはたいてい気づきにくく、対応が難しい。文明人が捨ててしまった単純な状態に回帰すべきだという意見も

あるが、それに対する批判のなかに、アレクサンダーの哲学の本質的な特徴が表れている。単純な状態に回帰しようという試みはすべて、知性を放棄して問題を解決しようということである——「知性を眠らせろ」というのだ。アレクサンダーの考える改善策は、低次の力が働けるように知性を無駄に放棄することではなく、知性の力を広範囲に用いて、その機能に前向きで建設的なコントロールをさせることにある。彼はそのような意識的コントロールをただ偽善的に勧めるのではなく、それを実現するための明確なテクニーク、器官の科学的知識にもとづくテクニークを身につけ、提案している。

　アレクサンダーは、ごく頻繁に学校教育でまかり通っている子ども時代の不自然な抑圧による異常やゆがみを知っているが、その改善策は、思いつきによるものやたまたま生まれるものを除いて、すべての抑制をなくすことではないとも認識している。
　外部の権威による抑制を、抑制しないという後ろ向きの原理ではなく、知性による抑制に置き換えることが、教育改革を構築できる唯一の土台である。
　子ども時代のおおらかさは消える運命にある。悟りを開かない限り、感情は不純になっていく。そして不純な感情の表れは、けっして本物の自己表現ではない。
　真のおおらかさは生まれつきのものではなく、意識的コントロール術という技術を身につけた結果なのだ。

1 人類が受け継ぐ至高の恵み

1. 原始的状態から現在のニーズへ

　人間は野生動物ではなくなった。環境を変えられるようになったが、自身の有機体の働きについてはほとんど知らない。人間はみずから文明生活の環境を急速に変化させているのに、それに対してなかなか適応できない。そのため、堕落や退廃の危険とともに、文明生活への不適応も増している。人間はこの適応のために、いまだに未開人と同じ潜在意識のガイダンスに頼っており、自分の有機体を新しいやり方で使うことをたえず求められているのに、日常生活の機械的活動すべてに関与する心と体のプロセスについては考えない。現状にも、将来生じうるいかなる状況にも適応するために、意識的なガイダンスとコントロールを用いる場合にのみ、最悪の事態を防ぐことができる。

2. 原始的治療とその欠点

　昨今の人類発展の流れのなかで生じている精神、神経、筋肉の衰弱の問題については、「身体鍛錬」「リラクゼーション」「深呼吸」で対処するのが通例である。しかしそうした弱さの原因は、有機体が環境の変化に適応できないことであり、運動ではその状況を改善できない。24 時間のほとんどをデスクワークか睡眠に費やしている人間が、不慣れでときに激しい動きを毎日ひとしきり行なうと、いくらか気が楽になるかもしれないが、誤った感覚が記憶されるせいで、自分がどれだけ改善したかを評価するのが難しい。そのうえ、人は日常の身体活動に対して間違ったとらえ方をしている。自分の体のメカニズムがいかに複雑に働いているかを分析

することもなく、自分がしていることの真の効果についてきちんとわかっていないし、筋肉メカニズムの使い方に対する意識が変わることもない。そのため通常の仕事を再開すると、すぐにいつもの慣れた体の動かし方にもどってしまう。したがって、そのような運動を続けると、さらに不調が生じることは確実である。「リラクゼーション」に関しては、生まれつきつねに多少は緊張するようにできている筋肉系の一部を適度に緊張させ、それ以外の部分だけを弛緩させる必要がある。しかし実際には、結果的にほぼ必ず全身が虚脱状態になる。「深呼吸」は方向としては正しいかもしれないが、問題の根源、つまり衰弱の根絶には到達しない。

3. 潜在意識と抑制

　潜在意識の自己は、反復と暗示によって理性より下のレベルで発達した動物的な本能と習慣からなっている。動物界ではあらゆる行動がこの潜在意識の自己によって引き起こされるが、人間の場合、理性と知性の抑制力を使うことによって、その潜在意識の自己を優位で意識的な知性や意志にしたがわせることができる。日常生活でこのように潜在意識の動物的な力を抑制することは、意識的コントロールの原理を実証している。潜在意識の自己は本質中の本質と考えられている。なぜなら、催眠術や自己暗示や信仰療法によると、潜在意識の自己は身体機能を完全にコントロールできるからだ。しかし同様の、あるいはもっと完璧なコントロールを、意識的な手法によって行なうこともできる。進化の歴史が示すように、意識をおとしめるより完璧な意識を追求するべきである。

4. 意識的コントロール

　意識的コントロールをさまざまな形の信仰療法と混同してはならない。信仰療法はマインドコントロールによって「正しい考え」を促そうとしており、完全に相互依存していると考えなくてはならない精神と身体を分けるという誤りを犯している。「信仰」には、有益な生理学的変化をともなう感情状態を生み、さらには古い思考習

第1章 人類が受け継ぐ至高の恵み

慣を打ち壊して、生理学的な結果をともなう新しい習慣に置き換えるという、確かな価値がある。実のところ、信仰には純粋に実質的な働きがある。しかし、病気をそのままにして痛みだけを軽くし、コントロールされていない思考習慣をただ別の習慣に置き換えるだけの可能性があるので、危険で当てにならない。意識的な自己コントロールにとって最大の障害は、頭の固さが固定的な思考習慣を生むこと、そして潜在意識のコントロールが体の動作習慣を支配することだ。信仰療法は、潜在意識に影響を与えることによって変化を起こし、意識を弱めることによってそれを達成しようとする。しかしアレクサンダーの理論と実践の中心は、「意識は刺激されなくてはならない」である。正しい思考は知性の主要機能を低下させることでは得られないのだ。雑な呼吸法を実践し、体を使う危険な技に夢中になっている狂信的なヨガ信者は、ほめられたものではないが、心臓のような生命機能をコントロールする半自動的な筋肉でさえも、意識的にコントロールできることを確かに実証している。意識的コントロールを応用することによって、やがて全身を完璧にコントロールできるようになるかもしれない。そうなれば、すべての身体的弱さは解決される。

5. 意識的コントロールの応用と 関連する原理の概念

　意識的コントロールは、精神と身体のあらゆる分野に広く用いることができる。何かにのめり込みすぎる人や、異常な行動をする人、あるいは犯罪者のように反社会的な行動をする人は、機能の調整がうまくいっておらず、心身がアンバランスで、理にかなう意識的コントロールが潜在意識の不合理な欲求に支配されている。
　そのような症状はすべて、意識的なガイダンスとコントロールで再教育、再調整、協調を行なうことによって、うまく対処できるだろう。そうした人たちは「意志の力」に欠けているのではないのかもしれない。悪いのは、理にかなう判断が求められる分野における彼らの考え方なのだ。これを変えるには、（1）理性の下のレベルで形成される思考と体の習慣の変化、（2）結果として起こる善悪の観念の葛藤、

（3）新しいやり方に慣れていない感覚と自信のなさ、がともなう。

　人間は潜在意識にコントロールされているとき、本能にコントロールされているのだが、本能とは動物的感覚が大きな影響をおよぼした進化の初期段階における経験の所産である。つまり理性の能力ではなく感覚にコントロールされているのだ。しかし筋感覚（筋肉の変化によって運動を知覚する感覚）システムが損なわれている人はみな、感覚になんらかの異常が生じる。したがってすべてのトレーニングは、協調、再教育、および再調整を意識的レベルで行なうべきである。それで正常な筋感覚を確立し、あらゆる方向の異常な欲求を防ぐことになる。動物界において最大のコントロール力はおもに身体的な力だが、人間の進歩はおもに精神的コントロールを必要とする。だからこそ、意識的なガイダンスとコントロールは普遍的でなくてはならない。

6. 思考と体の習慣

　意識に影響を与えるためには、物の考え方を考慮に入れなくてはならない。なぜなら、思考の機械的習慣は、体の機械的習慣と同じくらいよく見られるからだ。こうした習慣をすべて変えるには、本当の意味で正しい姿勢に関する原理を植えつけ、客観的な心がもつ抑制と意志の力を理解させることだ。これは単に1つの習慣を別の習慣に置き換えるという問題ではない。なぜなら意識的コントロールにとって、習慣はけっして固定される必要はなく、つねにコントロールするべき対象だからだ。この目的に必要なのは、

（1）生徒が弱点を認めること。

（2）弱点をはっきり診断し、対処方法を検討すること。

（3）現状と改善方法を理解すること。

（これらはすべて、潜在意識ガイダンスが頼りにならず、感じる力や感覚認識が損なわれていることの認識を意味する）

（4）誤った方向に導く感覚を抑制すること。

（5）本当の意味で正しい姿勢を理解すること。

（6）筋肉メカニズムを適切に使うために、正しい方向に導く新たな感覚や指示

を用いること。これには、間違った使い方をされて協調がうまくいっていない筋肉メカニズムの各部位を確実に正しく使うために、その過度の硬直や弛緩を直す必要がある。ほとんどの人の場合、特定の動きをするのに必要な筋肉運動の量を正確に測定することを、筋感覚システムが教えられていない。そのため運動はつねに必要な量を超えている。

たいてい最初に邪魔になる心の習慣として、（1）客観的な懐疑心、（2）目的の欠如、（3）服従の習慣、（4）身体的習慣への固執、（5）全般的な倦怠感、が挙げられる。

いわゆる「集中」は「注意」と同じで危険な習慣である。なぜなら両方とも、一般に考えられているとおり、脳にいろいろ詰め込むのではなく、むしろ脳を心から切り離そうとする、精神的というより身体的な努力をともなうからだ。目的へのひたむきさは別の問題だ。必要なのは、「～しなくてはならない」と「～できない」という相矛盾する対を1つの「～したい」に置き換えることだ。心の習慣を理解してコントロールしようとする努力すべてにおいて、最初の問題は、個人的習慣と闘うために心の惰性を克服することである。

7. 民族文化と子どもの教育

子どもはみな生まれつき何らかの習慣をもつ傾向がある。ただし、現代の子どもは文明の影響によって、祖先よりも受け継ぐ本能が少なくなっている。子どもが学習する方法は2つ、（a）模倣と（b）教え、である。子どもが身につける悪癖の大半は、目の前の完璧ではない手本を模倣した結果である。現代の子どもたちは、原始の野生の本能が少なくなっているので、古い教育法で教育されると、どんどん教師に依存するようになる。現代の「自由表現法」で教育されると、潜在意識のガイダンスと不十分な本能に依存せざるをえない。子どもはとても順応性が高く、従来の教育の目的は、過去の経験から社会的に望ましいとされる習慣を押しつけることである。しかし現代の子どもは祖先たちと同じ素質をもっているわけではなく、無考えに提案されるそのような習慣の多くは、現代の状況には合っていない。そのため、この化石化しつつある指導法は失敗に終わる。反動的な現代の手法

——「自由表現」——も同様に有害だ。自分の心身を正しく使う方法を理解していない子どもは、刺激に反応しようとするにも潜在意識に間違った方向に導かれるせいで、弱点がさらに悪化するばかりである。未熟な子どもは、自由表現の力をもっていない。その一方で意識的コントロールは、子どもを既存の型にはめるのでもなければ、潜在意識の餌食にするのでもなく、やるつもりのことをやるのに自分自身を最大限に活用できるようにする。この主張の基本原理は次のとおり。

（1）普遍的特性としての意識的ガイダンスとコントロールが教育の基礎でなくてはならない。
（2）文明と教育は理性による本能の支配をもたらしていない。
（3）理性を用いることによって、人類はより高い発展段階に進むはずである。
（4）発展の進捗は用いられるプロセスの効率次第である。
（5）潜在意識の作用は動物のレベルで働く。
（6）旧態依然の教育法は動物的な潜在意識レベルの発展につながる。
（7）「自由表現」でも受け継がれた潜在意識のコントロールは残るので、満足のいく結果は生まれない。
（8）意識的なガイダンスとコントロールは、満足のいく人類の発展に欠かせない。
（9）自由表現には意識的にコントロールされたメカニズムが欠かせない。したがって、教育に不可欠なのは一定のルールをたたき込むことではなく、心身の使い方を養成することである。

　特別にデザインされたイス、机、その他の設備を求める声は、問題への誤ったアプローチから生まれていることに留意するべきだ。目的は子どもの教育であり、設備の充実ではない。

8. 進化の水準と1914年危機

　これまで述べてきた原理は、もっと広い領域に応用できる。進化の歩みのテンポは選ばれる進化プロセスの性質しだいであり、それは子どもにも国家にも当てはまる。この進化の歩みに関する限り、昨今（1918年）の出来事は私たちの原理

第 1 章 人類が受け継ぐ至高の恵み

の価値に疑問を投げかける。第一次世界大戦は、国家の利益とされるもののために個人を抑圧してその理性を抹殺する、偏狭で柔軟性に欠ける物欲的な機械的行為と、個人の主権の争いだった。

　原始国家はおもに物理的な力と潜在意識にコントロールされていて、生活必需品をほぼ完全に暴力によって手に入れていた。文明国家は物理的なものから精神的なものへ、潜在意識から意識へとある程度進歩したが、十分ではなかった。

　ところが、国家の繁栄のために個人を抑え込むことにした国もある。これは進化の歩みを阻止する最も強い力だった。凶暴な動物や未開人の精神および身体の力が支配する段階より先に進みたいという欲求は、国家の進化の歩みを示すバロメーターである。

　ドイツ人の行動にこの欲求は見られなかった。それどころか彼らは暴力に信頼を置き、あくまで国家の利益とされるものがすべてに優先すると考えていた。

　イギリス人の指針はまったく異なり、自由と個人主義を擁護して理性と平和を求めたせいで破滅しかけた。

　ドイツの場合、歴史、理想、生活習慣、物の見方、そして国家の一般的傾向を調べると、その指導者があらゆる領域の活動で意図的に、理不尽で、残忍で、下劣な信条を奨励したことがわかる。「力は正義なり」の信条によって自己催眠にかけられたドイツ人たちは、その生き方や生きる主目的において、未開人や下等動物に近づいた——軍国主義の賛美だ。ドイツの小中高等学校、ギムナジウム、大学、および市民生活と政治生活では、50 年にわたって、意欲をそぐ厳格な機械的行為が教えられており、そのことが 1914 年の爆発を必然にしたのだ。

　すべての国で個人に対する制約を根本的に変える手段が講じられなければ、人間の努力の悲劇的な挫折は繰り返されると考えざるをえない。1914 年から 1918 年まで、個人としても国家としても人間の思考と行動は、自らに課した習慣への服従に支配されていたが、それがいまだに人間の反応を支配している。このことがとくに顕著なのは、国家および国際社会に強迫観念や集団ヒステリーが生じ、人間関係にまつわる相対的価値の問題について誤った浅はかな指示と判断がなされるという、危険な傾向が根強く残っている事実である。

2 意識的ガイダンスと コントロール

　正しい方向に向けた意識的コントロールは、人類にとって満足のいく文明の進歩に欠かせない。そしてそのコントロールを用いることで、人間は最低限の生命エネルギーの消費で立ち、すわり、歩き、呼吸し、消化し、もっと言えば生きることができる。これで病気への抵抗力は最高水準に達する。

1. 主張の概要

　「生きること」の普遍的原理として応用されるとき、意識的コントロールは心身の病気、奇形、全般的な効率低下の確かな予防策となる。人間はいまだに、動物や未開人や半未開人を支配する潜在意識的な本能の多くに縛られている。つねに変化する新しい環境の要求を満たすためには、理にかなう意識的ガイダンスが必要である。動物や未開人のような本能的ガイダンスの原理は、もはや完全なバランスに欠けており、心身の能力に害をおよぼしている。

　癌、虫垂炎、気管支炎、結核のような病気は、根絶されないまま残ることが非常に多く、患者の誤った思い込みのせいで、気づかれずに悪化することもよくある。一般の人は機能の協調が不完全であり、器官を用いるためのガイダンスは潜在意識によるものだけである。この潜在意識ガイダンスは苦い経験と間違った思い込みにもとづいているので、深刻な弱さと機能不全の進行につながることは避けられない。ごく単純な動作でさえ、習慣的に潜在意識に導かれる場合、体の他の部位に決定的な影響をおよぼす。たとえば、首を動かすたびにまず不必要に目を動かすせいで、眼精疲労に悩む人もいる。この有害な癖を断つことで、目の緊張が和らぎ、その効果的な働きが回復する。

第2章 意識的ガイダンスとコントロール

　間違った方向に向けられたエネルギーは、ガイダンスが間違っているというだけの理由で、手、腕、肩、脚、腰、膝、足首に悪影響を与える。その結果生じる緊張や、正常に機能している部位への干渉が、やがて別の器官をひどく傷つけることになる。

　人間にとって、理にかなう（意識的な）行動と、理にかなわない（無意識または半意識的な）行動の境界はあいまいだ。その結果、自分がしている身体行為について思い込みにおちいる。たとえば、原因不明の無力症を克服しようとがんばっていると信じているのに、実際には自分自身が無意識にしている不必要な拮抗筋運動への抵抗に打ち勝とうとしているのかもしれない。

　潜在意識と意識の間にはたえず葛藤があるが、「本能」や「直感」と知性の推理力との争いとして、ときどき何となく認識されるだけである。人間はまず、この争いが存在することを認識し、次に、衝動的な欲求と合理的な思考を区別することを学ばなければならない。さもなければ、自分の行為についての思い込みから抜け出せず、意識に上らない不随意の動作が体の変形と効率低下を引き起こし、やがて明白な病気につながる。そうした弱さは避けられないかのように、人間を哀れむ必要はない。それは人間の無知と意図的な無視のせいで生じるのだ。もしきちんと意識を使えば、人間は自分自身を救うことができる。

　再教育にあたって人が心にとめておく必要があるのは、達成したい結果ではなく、意識的な指示を出すことによって、身についてしまった筋肉を動かすときの癖を打ち破る方法だ。各段階を意識的に理解し、それぞれの動きを意識的に行なわなくてはならない。そうすればやがて、新しい導きの感覚が新しい習慣を確立し、それが高度に進化したレベルの潜在意識になる。力学的に有利な姿勢をとり、意識的にコントロールされているエネルギーが自動機能に反応しているとき、従来のやり方では実現しなかったような完璧な内部マッサージシステムが可能になり、蓄積された毒物が粉砕される。

　力学的に有利な姿勢は、ふつうの姿勢かもしれないし、そうでないかもしれないが、教師に自分自身の手で生徒をすばやく協調した状態にする機会を与える。間違った使い方のせいで弱点となっている体の部位を、正しく使うことを生徒に経験させるのだ。

　アレクサンダーはこう述べている。「私は手で人間という機械を再調整すること

も、再調整を人に教えることも、そして人間の体を、言ってみれば正しい形にすることもできる。心を開いている生徒の場合、数分で多くの弱点を取り除くことができ、たとえば声の出し方、その質と強さをすっかり変えることができる」

　自分の有機体を正しく使う経験を繰り返すことによって、生徒はそれにともなう感覚を再現できるようになり、心身にかかわる新しい意識的な指針が確立される。

　アレクサンダーによれば「初期の虫垂炎の症例は、この方法で首尾よく治療できるだろう」

　力学的に有利な姿勢を身につけると、ガイダンスとコントロールの第1原理を実践することによって、（生徒の年齢にかかわらず）胸部の可動性と柔軟性が完全に回復する。だんだんにそうなるにつれ、生徒の体は同時に再調整され、心の原理が吹き込まれる。それによって生徒は、姿勢と協調が改善された状態を維持できるようになる。

　私たちが取り組んでいるのは蔓延する体や心の衰えではなく、人類の進歩における、潜在意識と本能から人間のメカニズム全体の意識的で理にかなうコントロールへの移行段階である。私たちには十分に満たすことのできない要求が突きつけられており、この事態の深刻な結果から逃れるには、動物の原始的なガイダンス方法から、意識的なガイダンスとコントロールへ移るしかない。それが普遍的原理として採用されれば、人間はゆっくり、ただしだんだんにスピードを上げながら、進むことができるようになる。向かう先はより高次の領域であり、そこでは動物界と人間界が深い溝で隔てられている。

2. 議論

　人間は解剖学的構造が他の霊長類とほとんど差がないが、そうした下等動物にはほとんどまたはまったく見られない、病気や身体的変性への弱さがある。その理由は、人間が自分の行動を一部は動物的本能によって、一部は意識によってコントロールする状態に、精神的に進化したからである。

　（優生学は解決にならない。その理論は普遍的ではなく、退屈で役に立たない）

　人間の体は、たいてい対立する2つの統治者に支配されており、この二重性は

排除されるべきである。本能のみのガイダンスにもどることは考えられない。人間の身体的進化は、理にかなう意識的ガイダンスとコントロールの道を歩むことだけを目指しており、そのガイダンスとコントロールを応用することで、人間の病気を根絶したり予防したり、体を高い完成度に保つことができる。

3. 意識的ガイダンスと コントロールのプロセス

　文明人はみな、意識的ガイダンスとコントロールの手法をすでに、非効率的ではあるが、ある程度実践しているが、その基礎となるのはまず、筋肉メカニズムの協調的な使い方を理解すること、そして第2に、あらゆる動きは意識的に方向づけてコントロールできるという仮説を完璧に受け容れることである。したがって、再教育が向かうべきは何よりもまず意識であり、身体機能の原因と結果のつながりを確立することであり、潜在意識に指示された有機体構造の無計画な使用の影響を取り除くことである。教師が結果に対処するばかりで、「これをやらずに、これをやりなさい」と言っているのであれば、生徒は弱点を克服できない。機能不全の組織がまたもや既存の間違った考えに導かれ、生徒はそれを使うことしかできない。当面、感覚をガイドにするのはやめにして、潜在意識ガイダンスにもとづく模倣行為の試みはすべて、合理的な行動に取って代わられるべきである。生徒があらゆる筋肉運動の抑制に注力しているあいだ、教師が生徒の体を動かしてあげることによって、先入観を打ち砕かなくてはならないことも多い。障害やゆがみがある場合は、最低でもどれくらいのコントロール力が残っているかを確かめ、生徒の知的な協力を求めることによって、段階的に全身の健康な状態をつくることは可能である。

　スポーツマンはなぜか「調子が悪い」と思うことがある。うまくプレイするときに本能的に使う手法を、意識的に記憶していないからだ。ゴルフのコーチは選手に「振り上げるときと振り下ろすときの軌道を同じにするように」と熱心に説くが、振り上げるときの背中や背骨の状態を振り下ろすときにも維持できる人など、1000人に1人もいない。正しいやり方は個人によって違い、一般的な公式で表すことは

できない。熟練の観察眼をもち、注意深く辛抱強く研究と経験を重ねてきた教師にしかわからないのだ。治療はまず観察と分析、そして身体全般の機構を適切に働かせること、次に筋肉の緊張を抑えるための指針（どんな部位にも動きは必要ない）を生徒に指摘すること、そして、間違った動きと反応が抑えられたら、だんだんに正しい動きを構築していくことである。生徒も教師もつねに心が働いている——催眠術も自己暗示も使われない。この手法の最初の直接的な効果は、全身への刺激と有機体全体の効率向上である。この手法により、有毒な蓄積物は粉砕されてバラバラになるので、感染症の攻撃に対する抵抗力が上がり、心身の悪癖が形成され始めるのを食い止める能力が身につく。著名な医師に、麻痺、静脈瘤、結核、喘息、肺の癒着、出血、後天性その他の奇形、小児麻痺、耳鼻咽喉のさまざまな疾患、花粉症、慢性便秘、初期の虫垂炎や大腸炎だと診断された生徒が助けられてきた。

　意識と推理力の応用によって、人はあらゆる疾患や身体的障害を乗り越えられる。この勝利を得られるのは、睡眠、催眠、服従、麻痺、あるいは麻酔の状態のときではなく、意識がはっきりし、油断なく、論理的に考え、計画的で、人類がもつすばらしい潜在能力と意識という受け継がれてきた資質を理解したときである。

4. 意識的ガイダンスと
コントロールの実践

　完璧な心身の適切な基準には、人がある職業からまったく異なる筋肉運動を必要とする別の職業に転向できるようにする適応力が含まれる。現在の潜在意識ガイダンスのもとでは、そのような容易な転向は非常にまれだ。きちんとしたガイドがないと、事務員は間違って協調の不十分な農民になってしまう。理にかなう意識的コントロールの原理を受け容れれば、デスクワークに就いている人間も、新たに有害な習慣を身につけることなく力仕事をすることができ、しかも 10 分の1の時間で上達することができる。さらに、突然の意外な事態にも、同じ意識的な推理と

16

正確な判断力で対処できる。動物や進化の段階が低い人間はそうはいかず、慣れていない現象に直面すると恐怖に襲われ、動けなくなる。

　人間の生命とエネルギーの破壊、浪費、喪失が四方八方で見られるが、それは無意識の行為にもとづく文明の直接的産物である。カッとなっているとき、人間は感情に支配されていて、その理性とコントロールは停止状態である。そのような状況では、多くの人が自己催眠にかかり、その状態では自分の理性との対話がまったくない。

　意識的なガイダンスとコントロールの原理を国家が採用すれば、崩壊するなど考えられない。どんな危機にあっても、理性の指示に厳密にしたがい、試練の経験から生まれる判断力のガイダンスで行動するだろう。

5. 不安と再教育

　落ち着きと良識をもって行動しない人は、無学の人たちと同じくらい教養のある人たちにも大勢いる。これは私たちの教育システムに対する重大な告発である。

　広く蔓延している人間の弱点として、現実または架空の原因によって引き起こされる「心配癖」が挙げられる。人間は思い込みや必要以上の不安が積み重なった潜在意識に支配されると、自分の論理的思考能力を使わず、自分が教師の門をたたいたのは自分に悪いところがあるとわかっていたからだったのに、教師に欠点や短所を指摘されたときでも心配し続ける。アレクサンダー・テクニークは、最初は特定の身体的努力を求めないが、ひとたび間違った行動を指摘されたら、それを抑制することを求める。しかし必要以上の不安のせいで、生徒は自分が正しいと思うことをしようとする。そしてこの傾向が取り除かれるまでは、特定の行動をやめようとするのに、反対方向に力を働かせることになってしまう。生徒が学ぶべきは、ほかの「何かをする」ことによって欠点を修正しようとしないことである。なぜなら、誤った先入観や不適切な経験から生まれた判断の感覚に頼ることになるからだ。生徒は、感情のガイダンスは危険なほど誤りに満ちていることを認識し、失った抑制力を取りもどすことを教わらなくてはならない。そして意識的ガイダンスを養わなくてはならない。

生徒を自分の理性と対話する協調の段階に到達させるには、数週間、数カ月が必要な場合もある。しかし、長いあいだ進化の初期段階に属する指示待ちの精神レベルに人間を縛りつけていた鎖が切られれば、あとには意識的ガイダンスとコントロールが生まれるはずだ。不必要な不安は消し去られ、過去3世紀よりも大きな進化の歩みを1世紀でとげることになる。

6. 個人の間違いと思い込み

潜在意識にもとづく自己啓発を試みると、人は自ら生み出した危険地帯で生きることになる。この危険地帯は、予防や治療の活動を試みて、新しい経験をするたびに拡大していく。人間はしばしば、健康で幸福な生活に必要と思うことをなし遂げようとする。たとえば、体のどこかの部位の形や使い方を変えたり、現実にあるものにせよ想定されるものにせよ、異常や弱点や欠点を修正したり隠したりする。あるいは、病気「治療」の最善策に関して、またはその病気やそれによる害の程度に関して、持論を展開する。リラクゼーションで治すことにするかもしれないし、自分は集中力に欠けていると感じるかもしれない。

こうした例のすべてにおいて、人は自分が達成したいことについて固定観念をもっていて、それを確実にする手段をきちんと考えずに目的を追いかけ始める。

人は身体的自己を変えようと決心したとたん、粘り強く改善策を講じれば達成できるのだと、確信してしまう。紛らわしくて信用できない潜在意識のガイダンスの指示を受けるのだということも、悪い習慣を身につけつつあることも、誤ったエネルギーと思い込みが深刻な身体的障害や弱さにつながることも、気づいていない。

7. 注釈と実例

(この章は、1910年版の読者からの手紙に書かれていた3つの重要な質問に答えるため、1918年版で追加された)

第 2 章 意識的ガイダンスとコントロール

3つの重要な質問とは

1. 正しい立ち姿勢と力学的に有利な姿勢とは?

　あらゆる人にとっての「正しい立ち姿勢」というものはありえない。どんな場合も、問題は**姿勢**ではなく、正しい筋肉の協調である。一般論を言うと、力学的に有利な姿勢とは、およそ 45 度の角度に開いた足が、土台、軸、および支点としての効果を確保し、それによって脚と胴が重力による正しい影響と助けを得られるような姿勢である。どちらかの足を少しだけ前に出し、おもに後ろ足に体重をかけてみよう。両足の位置に影響されるバランスを変えず、意図的に身体を前のめりにしないようにして、腰をできるだけ後ろに引く。この動きは足首から始まり、とくに足首と腰の関節に影響する。体を前方に傾けるとき、脊柱や首が曲がってはならない。腰から上、胴のすべての部位の相対的位置を変わらないままにして、「脊柱を伸ばし、背部を広げる」ための適切な指示を与える。

　これができるだけ近い説明だが、生徒が教師の助けを借りずにそれを実行できるようになるのは不可能である。正しい立ち方を覚える必要のある人の知覚や感覚は、けっして信頼できない。「正しい立ち姿勢」を取ろうとすると、独学の人はどうしても喉にひどい負担をかけ、喉や耳や目の障害を起こしやすくなる。とくに「背筋を伸ばしなさい」と言われる子どもたちの場合のように、ごくふつうの体育指導法で、そうしたことが起こっている。

19

2. 好き勝手しすぎのような具体的な悪癖や、脊柱湾曲や虫垂炎のような病気の治療に、意識的コントロールの原理を応用するには、読者はどうすればいいのか?

　意識的コントロールによる悪癖の根絶と病気の治療は、完璧な再教育によってのみ実現する。再教育には間違った先入観を根絶すること、ずれた体の部位を適切な位置にもどすことも含まれる。そして再教育の結果として生命活動が増し、そのかなめである内部マッサージによって血液が浄化され、血行が改善し、蓄積した有害毒物が除去される。

　アレクサンダー・テクニークは奇跡を起こすわけではなく、アレクサンダーは最初から「王道も万能薬も特効薬も」ないと警告している。すべてがそっくりな人は2人といないので、明確で厳密なルールを定めることはできない。ある人に出された指示が別の人にとってはひどく有害になることもあるのだ。

　明らかな悪癖はすべてそれ自体、体の正常な状態の乱れ、コントロールの欠如、さまざまなメカニズムの機能不全、そのメカニズムの部位のずれ、生命力の喪失、重要臓器すべての活動低下を示しているにすぎない。人間のメカニズムに関する限り、自然は別々に働きかけるのではなく、すべてを1つの全体として扱う。それには物の考え方も含まれる。古くから蓄積されている潜在意識の考えも、身体に蓄積された毒物と同じように消し去らなくてはならない。

　悪癖はたいてい、特定の感覚に迎合し、意図的に溺れた結果である。ちょっとした楽しみを優先させることを許すと、興奮が理性と感覚を侵害することになり、意識的コントロールを再構築するには完璧な再教育が必要である。

　それを導入する場合、断片的に用いてはならない。たとえば、客観的な心の指令によって内分泌腺が胆汁や胃液の増減を命じたら、人は死に至ることになる。意識的コントロールの具体的な応用を過小評価したり、その範囲を定めたりするべきではないが、実践する目的は、体が完璧に調整された機能を協調させながら穏やかに実行できるようにすることである。とはいえ、意識的コントロールが直接指令プロセスによる低次の自動機能に影響を与えることはないが、そのような機能はテクニークの力がおよばないものだと思い込むのはとても危険だということを、心にとめておかなくてはならない。

第 2 章 意識的ガイダンスとコントロール

　脊柱湾曲症や虫垂炎のような疾患を治療するために意識的コントロールを用いることについて言えば、野生状態では病気を食い止めていたが、いまでは一部が失われている力を、意識的コントロールに置き換える必要性の問題だ。脊柱湾曲症は多くの場合、有害な呼吸法や身体運動が原因で起きる。本来、関係する部位が正しく機能するよう意図された筋肉が動けなくなっているのだが、それを回復させられるのは身体運動ではなく、力学的に優位な姿勢を取り入れること、そして教師による正しい手技と指示を繰り返し、最終的にこの2つの心身の要因を心身の習慣として定着させることである。

　虫垂炎についても同じであり、その蔓延は、健康に関する現在の手法は効果がないことの明らかな証拠だ。全身がきちんと協調し、体の調整が正しくコントロールされているとき、虫垂炎にかかることは実質的に不可能である。問題の原因は体の調整が不完全なことであり、そのせいで腹部臓器の位置がずれて下がってしまう。その結果、圧力が変化し、自然な内部マッサージが失われ、便秘が生じ、だんだんに毒が蓄積する。盲腸が明らかに炎症を起こし、その領域に圧痛があるときでさえ、けっして遅すぎることはない。アレクサンダー・テクニークを施すことによって、間違った内部圧力がやわらぎ、内臓が自然に再調整されるようになれば、すぐに新たな協調が生まれる（そしてのちに定着する）可能性がある。そのあと内部マッサージが回復して、健康で正常な状態への回復が加速する。

　生徒が力学的に有利な姿勢になっているとき、教師は自然の法則に厳密にしたがって腹部臓器の運動を最大にし、すべての内臓の機能を最大にすることができる。

21

3 テクニークを応用したとき、どんな改善の兆候が
   外に表れるのか?

　最後に「外に表れる改善の兆候」は、当然、個人個人の弱点によって異なる。一般的に言って、専門家が内部の弱点を読み取るポイントは、まずは目の表情、唇の状態、額のしわ、そして柔軟な顔の筋肉に見られるもっと目立つたるみである。

　そして改善の兆候がわかるのは、そのような無理で不自然な表情が薄らぐからである。硬直した首と喉の筋肉が緩むと、声の質と強さが変化する。皮膚と目は、弱点が一掃されると明るくなる。血行が良くなって、血液の質が改善され、有機体の力が腹部と腎臓と皮膚をきれいにするからである。そして最後に、体形や身のこなしにも改善が見てとれる。

　人が自分の体の使い方を意識的にコントロールしていて、機能が協調しているかどうかチェックするおもしろい方法がある。両手の下がり方を見るのだ。未開人は手のひらを前に向け、肘を内側に曲げるが、一般的な現代人は親指を前にして肘を後ろに引く。きちんと協調ができている人は、手の甲を前に向け、肘を少し外に曲げる。

3 新しい呼吸再教育法の 理論と実践（初版 1907 年）

アレクサンダーは次のように書いている。

「私の手法は以下のユニークな経験の結果から生まれた。

（1）一般に認められているシステムによって、個人的な声と呼吸 の弱点を撲滅しようとする試み

（2）そうした弱点を撲滅した元の原理を実践

（3）その原理を呼吸と声と健康増進の観点から実証

私はまずこの手法を医師から委ねられた患者に 10 年にわたって教 えた。そして 1904 年 6 月、ロンドンの有力な医師に紹介したのである」

1. 呼吸再教育の理論

現代生活の人工的な環境にいると、呼吸する力の正しい使い方ができなくなる。 胸部の容量と可動性が低下し、その形（とくに腰部、鎖骨、胸の下側）が害に なるものに変化し、腹部臓器の位置がずれて、心臓や肺その他の重要臓器が正 常な位置より下がってしまう。そのせいで、体のさまざまな器官の状態が明らかに 悪化する。器官がもつ病気への抵抗力は、その機能する力に依存しており、機能 する力は十分な活動に依存している。

2. 避けるべき誤りと
覚えておくべき事実

　最初に指摘しておきたいのは、生徒の心に真の原理がたたき込まれていないと、呼吸の教育も再教育もうまくいかないことである。その原理は、気圧、体の平衡、重力の中心、そして胸部の伸縮が関係する、力学的に有利な姿勢に当てはまる。一般に文明人の呼吸メカニズムが直面する深刻な不調は、習慣的な「呼吸法」の実践で悪化する。鼻で「深呼吸」すると、鼻の鳴る大きな音がして、鼻孔がつぶれる。口ですると、息をのむ音がする。ふいごの取っ手を引き離すと、空気が入るのと同じように、胸部を正しく広げれば、気圧のおかげで肺はすぐに空気で満たされることを、生徒は教わっていない。「深呼吸」するように言われると、たいていの人は「胸を広げるために肺に息を吸い込む」が、当然、最初の動作として胸を正しく広げると、鼻孔が広がって、危険な鼻腔の気圧低下を起こさずに肺が満たされる。

　危険な「鼻深呼吸」をすると

(a) 喉頭が押し下げられすぎ、横隔膜もそうなる。これは喉に問題を起こす最大の原因であることは間違いない。

(b) 胸上部が持ち上げられすぎ、たいていの場合、肩もそうなる。

(c) 背中が腰のあたりでそりすぎる。

(d) 腹部が突き出て、腹部内の圧力が乱れる

(e) 首が後ろに曲がりすぎて、まったく緊張してはならないときに、緊張して縮こまる。

(f) 胸部の一部は広がりすぎるが、同じように広がるべきなのに収縮する部分が、とくに背部と腰部にある。

(g) 息を吐く間、胸上部が下がりすぎ、そのせいで胸内部の圧力が上がるため、壁の薄い血管や心耳内の血液がせき止められて、心臓の活動が妨げられる。

(h) 喉頭が押し下げられすぎると、舌の正しい位置と自然な動きが妨げられ、正しい「あ」の発声に必要な共鳴の空洞をつくるための、適切で正しい

口の開け方ができない。

(i) 口を開くために首が後ろに曲がる。

呼吸法を実践するとき、胸を正しく適切に**収縮させる**ことも同じくらい重要なのに、たいていの人は1つの固定観念、すなわち胸を大きく**拡張する**ことが頭にある。そういう人たちはつねに、話したり歌ったりするときの呼吸コントロールにひどく苦労するが、これは意外ではない。空気を吸うための正しい胸部拡張にとって力学的な有利さが欠かせないなら、息を吐く間のコントロール力も同様に欠かせないからだ。

3. 呼吸再教育の実践

私の手法の指導原理が気にかけている主な弱点は

(1) 呼吸という行為に対する間違った考え方があること

(2) 体、手足、神経系のさまざまなメカニズムを構成する部位がコントロールされていないこと、そして間違った不適切な使われ方をすること

(3) 体と胸のバランスがとれていない姿勢、その結果生じる立ち姿勢と座り姿勢の欠点、背骨および肋骨と肋骨弓、重要器官、腹部臓器の正常な位置と形状の乱れがあること

人間のメカニズムに関する限り、自然は別々に働きかけるのではなく、すべてを1つの全体として扱う。したがって、呼吸法の実践におけるありとあらゆる行為を正しく行なうのに必要な、基本動作、補助動作、その他の動作が最初に生徒にはっきり示されていて、その行為が意志の働きの直接的結果になるように、呼吸に対する正しい心構えを教え込む必要がある。体の姿勢と胸部のバランスにすぐ改善が見られるので、呼吸運動に貴重な力学的優位が確保され、練習によってそれがだんだん向上し、最終的に習慣が定着して、体は関係する重力の法則にきちんとしたがうようになる。そのあと胸部の拡張と収縮の運動が増えて、やがてそのような運動が正しく完璧にコントロールされるようになる。皮膚が急速に明るくなり、青白い顔が自然な色になり、肥満体の脂肪も余分に供給される酸素で燃焼するので減少する。

結び

　この手法は、ふつうの子どもが誕生時に備えている体の状態を維持したり回復したりするものであり、その状態であれば、適切な水準の健康と病気への十分な抵抗力が守られ、深刻な病気になっても、ここぞというときに流れを回復へと向かわせる予備力が確保される。そのような状態が一世代のあいだ確実に続けば、いまある人類は新生するだろう。そして私はためらうことなく言明しよう。この新しい手法の原理を教育と再教育に実践的に応用することは、人工的な文明生活のデメリットや悪癖を克服するのにとても有益であり、人類の身体的衰退をうまく食い止めるすばらしい要因を証明する、と。

第2部
個人の建設的な
意識のコントロール

1	感覚認識と人類の文化発展
2	感覚認識と学習および行動学習
3	人間のニーズと関連する感覚認識
4	感覚認識と幸福

前書き（1923 年）

『人類が受け継ぐ至高の恵み』にはアレクサンダー・テクニークの主題が記され、新しい展望への道、20 世紀を取り巻く急変する環境で健全に生きるための方法を、より深く理解したいという欲求への道が開かれた。

『個人の建設的な意識的コントロール』は、いわゆる「身体的」「精神的」「霊的」な領域にあふれかえる手法や体系、「癒やし」や治療法の中で、本物を真剣に探している人の疑念を晴らすための一歩前進である。

『人類が受け継ぐ至高の恵み』は、実践的に応用するとき人間の潜在能力を統合ではなく分割しがちな、さまざまな理論に異を唱え、生きるプロセスと切り離せない統合状態にとって基本の原理を提示した。『個人の積極的な意識的コントロール』では、個人および国家が抱く不安の現状に関係する大きな問題は、解決策として、人間の潜在能力の統合だけでなく、根本原因の統合も認識することが必要だと示す。

著者としては、なじみのない分野での自分の経験を、実践的な応用のために正しく説明するのに苦労した。既存の言葉より新しくて包括的な表現が必要だったからだ。発想を広げるには、関係する新しい考えだけでなく、元の考えも適切に表現する新しい言葉が必要なのだ。

著者は否定的な批判も率直に展開しているが、その矛先が向けられるのは、生活と教育の建設的な計画への進歩を妨げる要因に限られる。本書は建設的な議論と建設的な計画を提示しているのだから、そのタイトルは理にかなっている。

新版の前書き

人の理論や信念は、実践で試すと失敗することもある。たとえそうした理論や信念の土台は正しくても、それを実践に移すときの人間の反応が、彼を誤りと結果としての失敗に導くのだ。なぜなら、理論と実践の橋渡しをするにあたってきわめて重要な検討事項は、個人の性質、とくに感覚的な性質だからである。

そうした橋渡しをするときの人の反応に関与する心身のメカニズムの使い方や働き方は、記録される感覚と経験の性質で決まる。そして結果としての判断が当てになるのは、その記録が信頼できる場合に限られる。人が現実を判断する拠りど

ころとなる信念の妥当性をまとめたり評価したりする際、錯覚の影響を最小限にするために、人の感覚器官は信頼できる記録器として機能しなくてはならない。これはとても大切なことだ。

過去の宗教指導者や預言者が、宗教などの信念の土台にすべきと考える経験の本質と価値を評価する際に、このことをきちんと認識していたら、信奉者たちがこれほど頻繁に錯覚を現実と間違えて、誤りを犯すことにもなかっただろう。それどころか、彼らは人間としての自己の使い方と機能を変化させ改善するのに本能から意識へと移行し、そのおかげで、現在人間が考える経験の限界をはるかに超えた、未知の経験に導かれていたかもしれない。

ジョン・デューイ教授による序文

アレクサンダー・テクニークのニーズはとても高いが、原理の実践を実地指導されなければ、その最大限の力を理解することは難しい。

私たちはアレクサンダーの著作の読解と理解に、ゆがめられた意識をもちこむ。そのせいで、その存在と原因と結果に関する彼の意見を、なかなか理解できない。アレクサンダーのレッスンの結果が人の感覚認識を変え、古い状態と新しい状態を比較できるように、新しい基準を提供したときにかぎり、彼の教えの具体的な力が骨身にしみる。

私たち自身の感覚意識があまりにねじ曲がってしまったので、私たちには、個々の人間に対処すると公言する教義や手法の判断基準がない。そして、もっともらしい一般論を頼るか、得られた具体的な効果の証言に頼るか、決めかねている。世の中には、姿勢を矯正する運動の体系や、精神的、心理的、あるいは霊的な癒やしの手法があふれていて、私たちは極端な軽信性と完全な懐疑主義のあいだで揺れている。

「アレクサンダー氏の教えは、他の体系とどう違うのか?」という疑問が起こるだろう。理論や原理は最終的に、その実践結果で判断されるべきであり、どう効くかを観察することによって実験的に検証される必要があるが、ある主張が科学的であることを証明するためには、どういう結果であるかを明白かつ観察可能にするための手法を提示する必要があり、その手法は、観察された結果が実際に原理

から引き起こされていることを保証できるようなものでなくてはならない。原理の実践が明白で検証可能な結果をもたらすかどうか、というこの基準で判断すると、アレクサンダー・テクニークはきわめて厳密な意味で科学的であり、科学的手法の最高に厳しい要求を満たす。

アレクサンダーの理論は、用いられる手順の要件を超えることも、実験的に検証された結果を超えることもない。プロセスのステップすべてが分析され、公式化されており、実験手順を開発する手段として用いられる変化する条件と結果は、肯定的なものも否定的なものも、好都合なものも不都合なものも、いまなおさらに展開されている。アレクサンダーがこの手法を使うかぎり、それはつねに完璧を目指すプロセスである。

したがって、アレクサンダー・テクニークによって得られる結果は、やたらともてはやされていて、その「癒やし」と理論的原理の間に純粋な結びつきはありえない、さまざまな体系で得られるものとは、まったく異なるレベルにある。

アレクサンダーはあくまでも「癒やし」の訴求をやめさせようとし、そうした例を記録することもやめさせようとしている。もし科学的に実証された原理を練り上げることに、これほど全力を注いでいなかったら、彼はいつでも奇跡の人として活躍できていただろう。しかし、その誠実さと完璧さのおかげで、アレクサンダーは名声や表面的成功のような枝葉の事柄に気をとられることなく、人間の行動のコントロールに関する新しい科学的原理を実証した。これは自然界の領域で発見されたものと同じくらい重要な原理だ。

いかにも人間らしい行為に関して、どんな種類の感覚観察が必要なのか、アレクサンダーより前の人は誰も考えさえしなかった。ましてやこの分野の思想家たちは、必要な感覚素材を確実にうまくコントロールするための技法を導き出したことなどなかった。

科学の進歩を支えるのは、新しい観察を行なうための条件を発見すること、そして古い観察結果を異なる条件下で再現することである。言い換えれば、なぜ私たちは誤りにつながる観察を行ない、それを信頼していたのか、その理由を見つける手法である。

「数年にわたって現実に実践されているアレクサンダー氏の手法を研究した結果、私はこう確信した。彼は自分自身や自分の行動に関する人々の考えや信念に、

あらゆる自然科学の進歩を生んだ思考展開の検証や方法とまったく同じ実験の手法、新しい感覚観察を生み出す手法を応用しているのだ、と」

　意識に直接訴える体系もあれば、意識を完全に無視して、代わりに身体運動と姿勢の修正に頼る体系もあるが、アレクサンダーは、体と心という同じ統一体の2つの要素の相互関係をはっきりと見わけ、新しい姿勢や習慣に対する新しい感覚意識をつくり出す手法を発見した。この発見のおかげで科学的発見すべてが完全なものになり、それを人間が破滅のためではなく、建設的発展と幸福を促すのに利用できるようになる。

　何をしようとするのであれ、自分が主体としてそうしていることを否定する人はいないだろう。しかし、自分がやろうとすることの準備をしている主体として、注意を払うのが最も難しいのはまさに自分自身であり、自分自身の習慣と物事のやり方である。私たちは現代科学によって、結果を達成するためのツールとして物を使う方法をかなりの程度までマスターした。しかし、そうしたツールすべてを使うにあたって、最重要ツールである1つの要素、すなわち、あらゆる力とエネルギーを用いる基本条件としての自分自身、というか自分自身の心身の素質が、中心的手段として研究されたことはない。

　人類と社会が集団で達成できるどんなことについても、その究極の主体として個人に立ち返るニーズを教え、人間が大勢で実現できることの究極の条件を正す必要性を指摘することと、この何よりもすばらしい務めを実行するための具体的な手順を発見することとは別物である

　このかけがえのない発見こそ、まさにアレクサンダーがなし遂げたことである。

1 感覚認識と人類の文化発展

　文明化されて急速に変化する環境でも、人間が潜在意識の本能的ガイダンスとコントロールに依存し続けているせいで、だんだん人間有機体の使い方に不備や不足が生じていった。その**本能**[※1]の多くは有用性がなくなっても存続しており、大急ぎで適応しようとする間に形成されたさまざまな新しい本能は、信頼できないことがわかっている。この信頼性の低さはますますひどくなり、最終的に、それを認識する少数派が身体機能の低下と診断し、「身体鍛錬」によって正そうと試みた。

※1. この本で使われる「本能」は、受け継いだものにせよ、身についたものにせよ、定着した習慣を意味する。

　　（アレクサンダーは、人間有機体が精神と身体に分かれているという考えは、
　　　現実にいっさい根拠のない純粋に言葉だけのごまかしであり、人間に表れる
　　　のはすべて心身の兆候であって、自分が「精神的」と「身体的」という言
　　　葉を使うのは、主として心の活動、または主として体の活動に**見える**ものを
　　　示す言葉がほかにないからにすぎない、と強調している）

　何十万年ものあいだ、原始人は本能に頼ってニーズを満たすことができた。しかし文明からの要求が増えるにつれ、心身有機体のメカニズムを全体として管理しコントロールする新しい方法を習得することが絶対必要になる時期が来た。進化の歩みの中で、コントロールを潜在意識から意識のレベルに移行させなくてはならなかった時期である。しかし人間は、「目的」を達成するための「手段」を考え出すことができるような進んだ段階には到達していなかった。変化する状況に適応するための根本的な心身の手法は、同じままだったのだ。

　アレクサンダーは「エンド・ゲイニング（目的至上主義）」を、望んだ目的を達成するための直接的な手順にかかわる原理と定義している。それは潜在意識のガイダンスとコントロールへの依存をともない、有機体のメカニズムをきちんと使いこ

第 1 章 感覚認識と人類の文化発展

なせないことになり、すでにある弱点や異常の増加を引き起こす。「ミーンズ・ウェアバイ（手段重視）」の原理には、現状の原因についての合理的な考察と、望んだ目的の達成に向かう間接的な手順の導入が含まれ、建設的な意識的ガイダンスとコントロールがともない、結果的にメカニズムを使いこなすことになり、潜在能力の開発に欠かせない条件が確立される。**意識的ガイダンスとコントロール**が意味するのは、主として到達すべきレベルであり、到達するための手法ではない。

　過度のストレスと緊張を自覚すると、現代人は文明生活の「複雑さ」のせいにし、それが「自然」だと考える。平均的な人間の自己中心癖はひどく、自分がやったと胸を張って主張できる努力レベルが低い割に、自分の欠点を環境のせいにする。そしてこれは、人が危険なこじつけと妄想の段階に到達したことを示す指標である。人間の活動が、それをコントロールするメカニズムと同じように複雑であることは確かだが、メカニズムは不調になるまでは厄介なものではない。人間の有機体がきちんと機能するのは、正しく協調しているとき、つまり統合された状態にあるときだけであり、その状態ではすべての要因がメカニズムの十分な使い方に役立つ。
　満足のいく進化の歩みには、個人の心身活動が修養と発達を一段階ずつ継続的に進む必要がある。進化レベルの現在の位置に満足している人は、視野が非常に狭く、柔軟性に欠け、心身の変化をひどく恐れていて、ガイダンスとコントロールの領域に論理的思考がないので、現在経験していること以外は、思いつくことも、理解することも、受け入れることもできない。必要性を意識し、そのような刺激に反応する新しい活動から生まれる新しい経験をしたことで、あらゆる成長や発展が起こってきた。方向性とコントロールの領域で新しい経験をともなうそのような活動を絶えず繰り返すことで、自己の習慣的または本能的な使い方が定着する。
　初期人類の自己保存には、野生動物や未開人が備えている十分な方向性とコントロールが必要だったが、文明化した生きものが自己保存にかかわる活動をするのに、同じようなレベルの正確さで有機体を使うことはない。これを人間は自分の現状の欠点のなかで、学習能力の欠如として一般に自覚しており、その原因はたいてい、心がさまようマインド・ワンダリングだと考える。
　心を目の前の仕事に向けられないことと、自己保存行動の刺激に対する反応がひどく弱くなることは、密接に結びついている。どちらの行動もニーズから生じる

33

刺激への十分な反応を必要とし、いずれの場合も、うまく反応できるかどうかは関連するメカニズムの十分な方向性とコントロールにかかっている。人が何かに成功する場合、努力が実を結ぶということは、やるべき行動に対するその人の考えに、望んだ目的を達成できる十分な手段を用いることが含まれているということだ。

未開人は方向性とコントロールのために、おもに感じる力に頼っていたが、その感じる力は比較的信頼できたのに対し、文明人のそれは危険なほど信頼できなくなっている。

人間が潜在意識のガイダンスに依存し続け、有用性がなくなった本能と、欠陥のある感覚記録による危険なガイダンスに頼っているせいで、人の方向づけとコントロールの力は全体的に弱くなった。結果として生じる、さまざまな達成の試みがほとんど成功しない結果への不満や、それにともなう心身の経験のせいで、文明の要求を満たそうという将来的な試みに対する自信が損なわれている。

刺激に対する効果のない不安定な反応から生じる混乱状態は、自分のしていることに「心を向けておく」ことができないからだと思い込んで、現代人は一般に集中する「矯正法」を実践する。1つのことに執着しようとするこの試みは、きわめて有害でまぎらわしい心身の兆候であり、有機体全般への影響を考慮することなく用いられている。いわゆる身体機能を最高水準にするつもりなら、協調のとれたガイダンス、方向性、コントロールを通じて、筋肉システムを協調させて使わなくてはならない。そのためには、心身統一体の作用と反作用を含めたいわゆる精神過程と、有機体の生命機能がつねに適切な水準にあることが必要である。同様に、いわゆる精神機能を最高水準にするつもりなら、いわゆる身体的自己を協調させて使用するプロセスも協調させて用いなくてはならない。このように、どんな人間の活動も、完全に「身体的」とも完全に「精神的」とも言うことはできず、すべてが心身の活動であることは明白だ。心身の活動は単純に、感覚を通じて受け取られた刺激への反応であり、その結果生じる考えや反応の性質は、現在の心身機能の水準によって決まる。だからこそ、その考えには「気持ち」（幸福でも不幸でも）と健康状態が色濃く反映される。動き、感情、意見、どんな形にせよ、刺激に対する反応はすべて、関連する概念形成の活動に左右され、感覚認識のもととなる感覚器官その他のメカニズムの活動をともなう。

あらゆる心身プロセスの機能が適切かどうかは、感覚認識の信頼性にかかって

いるので、その信頼性を回復させることが再教育の基本である。

　無生物だけでなく生物においても、機構の信頼性は、推進モーターその他のメカニズムをコントロールする機能の信頼性で決まる。コントロール因子が最優先される理由は、その機能が、ほかの力学的因子の働きを協調させることだからである。人間有機体において、コントロールのメカニズムは感覚認識と呼ばれる心身プロセスであり、そのため、生きるための活動で体や手足を動かすメカニズムがどう働いているかという感覚認識は、信頼できるものでなくてはならない。人間の感覚認識の低下は、人間の発達の3段階で考えるのがわかりやすいかもしれない。第1段階で、未開人にとって満足できる状態は、食べ物とすみかを獲得し、人間その他の敵から命を守るという限られた範囲の活動において、メカニズムをたえず使うことによって維持されていた。潜在意識のガイダンスは十分にそのニーズに応えた。未開人は自分のメカニズムを使用するための手段を意識していなかったが、この段階でそれは問題ではなかった。数千年かけてゆっくり発展するあいだ、同じ限られた一連の行動を毎日繰り返したおかげで、身体的にすばらしい協調と発達をとげたのだ。第2段階に入り、武器の製作と住居の建築を理性が促すようになると、人間は理性的な抑制を実践し始めた。そのおかげで、以前は判断や方向性の根拠として完全に頼っていた感覚メカニズムの欲求と傾向を、はっきりした限界はあるものの、克服したり修正したりできるようになった。この論理的に考えるプロセスの展開と利用こそが、原始人をもっと下等な動物と区別するものだった。しかしそれは、人間の活動における十分なコントロール因子としての本能優位の終わりの始まりでもあった。人間は、限られた経験のおかげで適応していたなじみの環境を離れようとしていた。そして、新しい心身の経験をともなう急速な変化にすばやく適応しようと、まだ潜在意識ベースではあったが、努力していた。感覚認識がまだ多少信頼できるあいだは、人は実際に適応した。さもなければ生き残れなかっただろう。そのため文明化が始まった当初は、切り刻むとか、のこぎりで切るとか、すきで耕すというような生活上の新しい行為のための機能を、やがては窮屈でつらい姿勢での作業を必要とする職業のための機能を、自分たちはすべて備えていると、無意識のうちに思い込んだはずだ。人間の有機体は、慣れない新しい使い方とますます不完全な方向性とコントロールによる、二重の緊張にさらされた。それでも相変わらず、比較的高い水準の健康を維持できたのは、何百万年ものあい

だに、いわゆる「身体的」発達を積み上げてきたからだ。

　最終的に人間は第3段階に到達し、自分の重大な欠点に気づいて、それを「身体的」劣化と診断し、治療法を探した。人間の心身有機体の十分な成長の土台となる協調プロセスがたえず邪魔されたため、不快な憂慮すべき症状が生じていた。しかし人間のいわゆる身体的側面の劣化が、やがていわゆる精神的側面に深刻な悪影響をおよぼすにちがいないとは、認識されていなかった。欠点の改善が必要になった人間は、協調がうまくいっていなかっただけでなく、新しい経験を積んでいくのと同じスピードで、刺激に対して自信満々に、ほとんど向こう見ずに、反応する習慣を身につけた。筋肉の発達が衰え続けていることを認めて、人は健康喪失がこの筋肉衰退のせいだと判断し、全体の不調をやわらげるために部分的な治療法を選んだ。これは「重量挙げ」の発想で、実に雑な治療法だったが、本能が弱くなっているのに、論理的思考プロセスはまだ限られた範囲にしか使われていなかった、進化のこの段階にふさわしいものだった。重量挙げ時代のあとには、激しい運動を行なうきわめて未熟な形のジムがはやり、そのあと再び、筋肉発達のためのさまざまなマシン、スウェーデン式鍛錬、体操、ダンベル、そして最後に「自然に帰る」、つまり単純な生活への回帰がもてはやされた。どんな種類であれ身体運動が、人間の不満足な状態を継続的あるいは根本的に改善することを期待するのは、明らかにばかげている。なにしろそうした運動を実践するとき、治療したいと思う状態になった元凶とまったく同じ、不完全で信頼できない感覚認識にガイドされているのだ。さらに、協調がとれていない状態でそのような運動を行なうことで、新たにもっと不可解な心身の問題を抱えることになるだろう。

　全体の予防原理ではなく、狭い部分的治療の範囲内で考える人間は、今度はまったく反対に振れて、さまざまな「精神療法」の学派を生み出した。しかしここでもまた、心身有機体をバラバラに分けようとする勝手な試みは、失敗につながる運命にあった。自分自身を体と心に分けることに「癒やし」を求めるのでは足りず、人間は第3の区分として「魂」を加えた。私たちには体の知識はいくらかあり、心の知識もほんの少しあるが、魂については何を知っているのだろう? 人類は憶測と疑惑の分野に時間とエネルギーを注ぐ前に、少なくとも、意識レベルの進化というこの世のすばらしい恵みを受け継ぐべきだ。

第 1 章 感覚認識と人類の文化発展

　心身減退の「癒やし」を見つけようという最初の試みで、人間が投げ込まれた混乱状態は、当然のことながら原初の恐怖につながった。恐怖とは、文明人が治療法を見つけられない病だった。そして大昔から、人間は超自然に逃げ場を求めた。西暦元年までに、自然現象への人間の恐怖は修正されたが、人間の有機体内で起こった偏った発達にともない、新しい形の恐怖が人間を襲っていた。なぜなら、アンバランスな心身の発達は、「あらゆる領域でつり合いがとれていないことを意味し、この場合必ず恐怖が生まれる。」自分のなかに2つの力、いわゆる「身体」と「精神」という2つの別々の実体があるという考えを築くことによって、人は矛盾することを要求するようになり、今日では自分自身を恐れ、それを「神経過敏」と呼んでいる。人は心と体を区分した結果、心を体の上に位置づけ、次にその両方に「魂」を優先させた。体は「肉欲」のせいでおとしめられたが、肉欲そのものは協調がうまくいっていない状態の自然な結果である。そしてこれが、いうなれば天国への道を切り開くために自分の肉体を罰する原因となった、あの忌むべき卑屈な考えにつながったのだ。生殖系のニーズと欲求を満たすことは、消化系と同化系のニーズと欲求を満たすのと同じくらい重要なことであり、乱用ではなく中程度の使用が常態であるかぎり、この3つの系は正常で健康である。

　現在の生活のひどく絡まったもつれをほどくためには、その前に完全に立ち止まって、あらゆる物事の根底にある統一性を信じ、関係する法則と原理にしたがって現実的に行動する、意識的で単純な生き方にもどらなくてはならない。私たちは知識とされるもののあらゆる項目を考え直さなくてはならない。私たちが大切にしている考えや理想の大部分は論理的思考プロセスの産物ではなく、衝動と呼ばれる理不尽なプロセスの産物、アンバランスな感情と偏見の産物、つまり、当てにならない感覚認識が主役となって発達する心身の状態がもたらす考えと理想の産物だと、多くの人が気づくかもしれない。

　「治療」原理の採用もまた、「身体運動」の考えにはっきり例示されている「目的至上主義」の手順とともに、私たちの信念の土台であり、ほかの多くの領域における改革の試みの基礎である。先祖から伝わるこの本能的なやり方の代わりに、人が採用するべき人生計画は、すぐに結果を出すための努力を必要とする原理に導かれるのではなく、意識的に考え出されて意識的に実行され、幅広く建設的に

37

応用されるものである。高度に進化した文明人の考え方はそういうものだ。

　人間の進歩を可能にするのは、予防原理の真価を実際に認めることである。あらゆる改革の試み、あらゆる領域の人間の健康に見られる根本的な欠点は、これまでも今も、部分的な治療法に基づいていることだ。

　アレクサンダーはこう書いている。「私は何も誰も『治療』しようとはしない。ただ目の前の患者をいわば壊れたマシンとして調べ、間違った使い方をされているメカニズム、不十分な感覚の方向性とコントロールに注目し、そして自分の経験に照らして自問する。『このマシンを修復できるか……心身有機体が全体として協調している状態を復元できるか?』」

　予防の原理は幼少期の子どもに応用されるべきだが、アレクサンダーにとって、成人のいわゆる治療の領域にも取り組むことが必要だった。親は根本的な心身の再教育に納得するまで、子どもがそう教えられることを許さないだろう。そして教師の需要がなければ、必要な心身の潜在能力に恵まれた若い男女が、教える職の訓練に志願することはできない。

　成人の場合、「治療」の考えが深く染み込んでいるため、再教育の仕事は長引く。もちろん、「治療」にも数千の失敗につき1件の成功はあるが、理にかなう実際的な処置とかけ離れた、ただ苦痛の種を取り除く試みはすべて、断念するべき段階に人類は到達している。奇跡が起こる時代は終わったのだ。

　本書ではこのあと、効果的な技法の概要を述べ、教育プロセスに感覚認識が果たす役割を分析する。

　しかしアレクサンダーは『個人の建設的な意識的コントロール』の第1部を、このような警告で締めくくっている。「潜在意識にコントロールされた普通の人間たちは、弱点や不全を根絶する目的で、何か運動や鍛錬などをしろというテキストの指示にしたがおうとして、必ず深刻な害に見舞われる。私はその責任から解放されたい。」

2 感覚認識と学習および行動学習

1. 教育と再教育

　ありとあらゆる新しい教育法がひっきりなしに唱道されていることは、ほかのあらゆる分野と同じ混乱と不安が広がっていることの兆候である。教育分野に非難と修正はあったが、それらは極端から極端への反応にすぎないことが非常に多く、すべて、全体ではなく部分的な発達の原理にもとづく潜在意識レベルの改革の試みである。どれも「成功」の基準は得られた結果である。＜※焼き豚をつくるために自分の家を燃やしたと言われる農民が、料理は成功したと主張するのは間違いではない＞

　独学を含めてどんな学習でも、生徒はテキストや口頭で示されていることを、まず自分なりに理解しなくてはならず、新しい考えをどう実践に使うかは、その理解によって変わる。ところが残念ながら、新しい考えに対する生徒の理解は教師のそれとまったく同じであるという前提で、教育は行なわれている。実際、学習に失敗するのは、自分に何が求められているかを生徒が理解していないことが原因である例も多い。

　どんな考えであれ、個人が正確に理解できるかどうかは、そのときの心身の機能と感覚認識の水準しだいである。現代の教育法はこの本質を無視している。信頼できない紛らわしい感覚認識をガイドとしている人の指示にしたがおうとすることの害を、まったく考慮していない。生徒が立っているとき、または机やテーブルの前にすわっているとき、自己の心身を最悪のやり方で使うのを防ぐ方法さえ、教師は知らないのだ。覚えたことを忘れるのは詰め込みすぎるからであり、つねに「正しく」あろうとする子どもには、恐怖反射による過剰で危険な興奮が見られる。毎日の学校の勉強で、このように恐怖反射で興奮することは、感情と密接につなが

る呼吸プロセスに、きわめて深刻な影響を与える。なぜなら勉強しているときは、深い眠りについているときと同じように、呼吸プロセスの活動が最小限まで減少するからだ。勉強中、呼吸などの生命維持に必要なプロセスがだんだん低下するのは、生徒がいつの間にか陥って、たいていほぼ意識朦朧となる、夢見心地の状態をつくる邪魔な要因であるのは確かだ。子どもが呼吸プロセスの精神力学を妨げて、発揮される能力が最大より最小に近くなるようなやり方で自己を使っているなら、どんなに外を走り回っても、「身体運動」や「自由表現」をしても、身体的な不調や欠点を防いだり根絶したりするには役に立たない。反復練習や姿勢トレーニング、呼吸法や運動の実践があちらこちらで行なわれていることは、大きなニーズが認識されていることの証拠だが、勉強中の子どもにおよぼされる悪影響を、筋トレで修正することはできない。その悪影響は、全体の調整不良の兆候なのだ。

　教育需要が高まり、労働時間が長くなることで、問題はさらに悪化しており、教えはつねに「目的至上主義」に沿っている。つまり特定のことを特定の方法で教え、その特定のことを「正しく」やろうとするのだ。そのため、新しい考えや新しい経験を受け入れることに対して、間違った心身の姿勢が養われてしまい、たいてい、記憶力の大幅な減退につながる。そのような弱点のせいで、たいていの大人は、彼らが出会う新しい考えや経験と、すでに知っていることを関連づけることができない。
　人間の進歩を試すのは、
　（1）自分自身を使うときの意識のレベル
　（2）新しい考えを受け入れる能力と、その考えを活かす能力
　（3）傷つくことなく、環境の急速な変化に適応する能力
　（4）変えることが不可欠な状況であれば、生計の立て方を大胆に変え、新しい仕事に適応する意欲
　教育が人をこのように育てるかぎりにおいて、その範囲で教育は有効である。
　潜在意識にもとづく教育法はすべて、根絶すべき弱点、欠点、異常があるなら、生徒はそれを根絶するために何か**する**必要があり、何をすべきか生徒に教えるのが教師の仕事であると想定している。指導に対する生徒の理解は教師のそれと一致し、生徒にはそれを実行する能力があって、特定の弱点が取り除かれることを

前提としている。大半の例で失敗が繰り返されても、教師は自分の手法を変えない。教えを実行しようとするにあたって子どもを導くのが、そもそも弱点が生まれる原因となった、あの紛らわしい潜在意識のガイダンスだけなのに、教師が子どもに何かをするように指示するのは不合理である。子どもがどんな努力をしても、何らかの間違った活動に終わる運命だ。

　必要なのは、再教育と再調整と協調において、正しい手技を含めて、教師の側が生徒に正しい感覚認識を経験させる教え方である。さらに、教師自身が信頼できる感覚メカニズムをもっていなくてはならない。残念なことに、するべき正しい感覚経験は、音や色の感覚と同じように、書いたり話したりすることでは説明できない。手技が必須なのはなぜかと言うと、人が自分の弱点を改善するために普段のやり方でやると、すべてが当てにならない感覚に導かれるからだ。この後の章で説明されているアレクサンダー・テクニークは、人間の当てにならない感覚認識は間違った感覚経験を生み、結果的に誤った活動につながることへの理解にもとづいている。
　「家で実践できる練習」はない。心身メカニズムの使い方は個人の特質によって異なり、正しくない考え、不完全な感覚認識、激しすぎる恐怖反射、コントロールできない感情と偏見、そして調整不全のメカニズムの影響を受ける。教科書で自分を「治療」できると考えるのはばかげている。

2. 誤った考え

　最初のステップは、現在の誤った活動は誤った考えと不完全な感覚認識や感性の結果であることを、生徒に納得させることだ。議論や討論だけでこれを納得させることはできない。生徒の体で、できれば鏡の前で、実演するしかないのだ。
　次に生徒は、教師の言葉を注意深く聞いて、実行しようとする前にその意味をはっきり理解する必要性を、心に刻みつけなくてはならない。生徒の欲するものは現在の習慣によって決まるので、生徒は聞きたいことしか聞かず、その固定観念のせいで、教師が彼に伝えようとしている新しい考えを受け取る能力が制限されて

しまう。

「正しくやる」

　最初のレッスンで教師は、生徒の心身の異常、思い違い、弱点に関する診断結果と、その根絶に効果のある手段を生徒に示す。教師が話を締めくくるまでに、生徒は示された事実を自分なりに理解し、示された事実の根本原因、その原因を取り除くことによって得られる結果、その結果を得るために採用する手段に関して、自分の先入観にしたがって、すでに一連の決定に達しているだろう。**生徒は幼少期から、何かがおかしいときにはそれを正さなくてはならないと習っていて、もし本当にまじめなら、そのことが強迫観念になる**。教師は生徒が何かをし始めようとするのに気づいたらすぐ、以前の間違った感覚経験にもとづく生徒の判断は妥当であるはずがないと指摘する。しかし、ただ抑制するだけという考えは魅力的ではない。**生徒は「治療」の考えにとりつかれているので、予防原理はほぼ完全に無視され、自分の経験も、教師が言うこともすべてむなしく、「正しく」あろうとし続ける**。教師が生徒に、たとえば膝を曲げるプロセスで自分を不利に使っていることを見せて、メカニズム全体を最高に生かすように膝を曲げるよう説得することに成功すれば、膝を曲げる動作は生徒にとって新しい行為になり、それには新しい感情がともなうが、「間違っている」ように思える慣れない感情である。大人は一般に新しい感情を好まず、それにともなう不安感のせいで、ひどく怖がる人もいる。

　したがって生徒は「正しいと感じる」ことに頼る。**そのため最初の課題は、慣れ親しんでいて好きな感情を再現しようとする、生徒の無意識の努力を阻止することだ**。生徒はやみくもに結果を出そうとし続け、「正しく」あろうとするかぎり、教師から新しい手段が与えられていることについて考えられない。

「自分流にやる」

　生徒には、自分ができることとできないことに関しても固定観念がある。彼らの判断の土台になりうるのは、以前の誤解を招くような経験だけだが、そういうもの

第 2 章 感覚認識と学習および行動学習

にもとづく判断は当てにならないという証拠を教師から示されても、考えを変えよう
とはしない。**生徒は無意識に、自分ができることとできないことについては教師よりも自分のほうがよく知っていると信じているので、教えを受けてもそれが意識に届かない**。教師の教えは、それをきちんと実行するのにも、正確に覚えておくのにも必要な印象とはならず、生徒の心に残らない。

刺激に反応する行為や、反応を拒否する行為の本質は、まだ十分に理解されていない。しかし、電気の性質について正確にわかっていなくてもエンジニアが電気を使うのと同じで、その事実はそうした行為に意識を用いるのを妨げるものではない。

「他人の視点で自分を見ない」

人間の思い違いの最も顕著で哀れな例は、自分の心身の弱点に対する考え方である。アレクサンダーが引用しているのは、ひどい吃音症の人の例だ。その人はレッスンを受けた後、ゆっくり話すかぎりは、吃音を生じることなく話すことができた。教師との会話では、以前からの弱点に悩まされることがなかったので、1日中、あらゆる会話でそのゆっくりの話し方を試すように指示された。すると彼はすぐさま吃音に逆もどりし、「まさか！そんなことできません。みんなが私に注目します」と応えた。

感覚の特性は私たちが自分の意見として考えることの基礎であり、**そうした意見の 10 個に9個は、私たちが考えることより感じることの結果である**と、認識しなくてはならない。私たちの感情の弱点も、感覚の特性とつながっている。そして、私たちの人生全般に対するアプローチ、あらゆる領域における活動、信念、感情、意見、そして判断は、先入観に左右されるという事実が浮かび上がる。その先入観自体、個人が心身のメカニズムをどう使うかに関係していて、個人の感覚認識にどれだけ信頼性があるかに左右される。

これは、教育、宗教、倫理、社会、政治、その他人間のあらゆる分野の活動の指導者が、現在の混沌とした状態から人間を「救う」ために認識するべき、重要な事実である。**私たちはみな、自分特有の心身構造の特性にしたがって、考えたり行動したりする**。読む新聞、育てる友情、通う教会、勉強する本、す

43

べて選ばれる理由は、既存の信念に合っているからだ。**よく知らない新しい考えを取り入れる能力は当たり前のものとされているが、これは大きな勘違いだ。信頼できる感覚認識にもとづいて機能する水準に達するまで、人は新しい考えを取り入れられない**。正しい観念と信頼できる感覚認識は相ともない、信頼できる感覚認識は、教訓や説教による集団教育では教えられない。教えるには個人教育しかない。人が「群れる本能」から自由になるには、意識的で個人的な発展を遂げなくてはならない。

3. 不完全な感覚認識

したがって問題は、信頼できる感覚認識を発達させるための手段を見つけることだ。**意識ベースで教える手法と潜在意識ベースで教える手法の間の出発点は、心身の弱点と間違った感覚認識のつながりを教師が認識することである。**これを認識すれば教師は、関連する感覚認識に新たな正しい経験が定着するまで、生徒が新しい行動を満足のいくように行なえるとは期待できなくなる。

アレクサンダーはここで一般的図式を概説している。

生徒の弱点の原因を診断した教師は、専門的な手技を使って、関連するメカニズムを使いこなすのに必要な新しい感覚経験を生徒にさせる。そして同時に、手技によって養おうとしている新たな感覚経験に対応する、正しい指示や方向性を与える。この仕事では、抑制のプロセスが最優先される必要がある。何かの行為をするよう求められている生徒は、その目的を達成することに同意するのを自制しなくてはならない。どんなことを求められた場合でも、行動したい欲求を抑制しなくてはならない。その代わり、目的を達成するのに求められる特定の動きを教師が生徒のために行なって、使い方を改善するために必要な調整をしているあいだ、「手段重視」の指示を発しなくてはならない。**その結果、生徒は新しい信頼できる感覚認識を身につけ、それぞれ異なった指示を、実行に移そうとする前に結びつけて考える機会を与えられる**。このようにそれぞれの指示を結びつけて考えることは、非常に重要である。

第 2 章 感覚認識と学習および行動学習

　有機体のさまざまな部位の結合に対応するのが協調であり、**全体をベースにした再教育の目的は、一連の「正しい」姿勢やポーズを取ることではなく、メカニズム全体を協調させて使うようになることだ。**

　アレクサンダー・テクニークの第2のポイントは、生徒に与えられる指示はすべて、「目的」をやみくもに追求するのをやめて、この「目的」を達成するための「手段」に注意を向ける原理にもとづいていることである。

　生徒がいつものやり方でやろうとするのをやめれば、次にはなじみの潜在意識的手段を新しい意識的手段に置き換えることになる。これは、どんな活動領域のどんな習慣であれ、それを断つための最初で最重要のステップである。教師による専門的な手技を使えば、望ましい結果が出るのは時間の問題である（その時間の長さは、生徒の生まれもった才能と資質で決まるが、とくに知覚の鋭さと抑制能力の発達程度に左右される）

　このように、最終結果の責任は生徒にはない。彼は指示を受け、耳を傾け、そして待つ。**実習の基礎として予防原理を意識的に導入する**よう要求される。生徒は抑制することを繰り返し学んでいる間も、紛らわしくて当てにならない感覚認識に頼り、指示をただ思い描くのではなく実行しようとする。与えるように求められた指示を、その結果である行為と区別できないのだ。生徒にとってもう1つ難しいのは、指示を出すことに関連している。彼らは、自分に指示を出せと言われることを、おかしな新しいことのように言う。**幼少期から無意識にそうしていることを忘れているのだ。**いま必要なことは、有機体の合理的な使い方の必要条件を考えて生み出された指示を、意識的に自分に与えることである。さらに、そうした指示のどれが基本となるのか、つまり、与えても実行すべきでは**ない**ものなのか、そしてどれが次に続いて実行するべきものなのか、はっきり理解することが求められる。

　基本的な指示はすべて「予防」のための指示だが、それに続く指示はすべて、最初は生徒のために教師がやるにしても、実行される。

　子どものころから指示には「すぐ」したがうよう教えられている人間は、受けるどんな指示にも、あるいは思い浮かぶどんな考えにも、すばやく無意識に反応するのに慣れていて、このすばやい無意識の反応は、断つのが難しい習慣である。

　アレクサンダーは次章で、自分が指導で使っている技法展開の1つを詳しく説

45

明している（初出は 1910 年）。その目的は、いわゆる「身体的緊張」を最小限に抑えた信頼できる感覚認識を養うことである。とくに難しい問題は、適切で十分な量のいわゆる「筋緊張」を正しく覚えることである。相関性の観点からこれが何なのか生徒が教わることはできず、たとえできても、間違っていて当てにならない紛らわしい感覚認識では、正確に覚えることはできない。この問題は、「身体運動」の実践にかかわる技法によって解決できないことは明らかだ。筋緊張にかかわる根本的問題が無視されてきたという事実に、そうした運動の大きな危険性が潜んでいる。

4. 実例

本章では技法展開の説明に先立って、教師が使う表現の用語解説を行なっている。アレクサンダーは「こうした用語は私が意味することを十分に表現するとは限らず、明らかに正しいと擁護することはできない。しかし、その意味するところをじかに実演する教師がいれば、その目的に役立つ。こうした用語が選ばれたのは、もっとよい表現がなかったからである」

その用語とは

（1）背骨を伸ばす

（2）首をゆるめる

（3）頭を前に上に

（4）背中を広くする

（5）胴体を両腕で支える

（6）体を支えて持ち上げながら両腕を広げる

なかには、文字どおりとらえると実践が不可能なものもあると言えそうで、（1）が最たる例だ。しかし、背骨の曲線と関係する自己の使い方の手順を身につけるか否かの効果が、この表現で理解できる。同様に「首をゆるめる」という指示は、生徒が直接的にしたがうことはできないが、専門的な指導のもとではしたがうことができる。「頭を前に上に」は、求められていることを説明するのに不十分であるばかりか、教師がいなければ危険でさえある。教師がいて、専門的な手技を施すことで、この用語は求められることを生徒にうまく伝え、関係する正しい経験と結

びつけられる。

　求められることは言葉では伝えられないばかりか、経験は生徒個人によって、さらには1人の生徒が進歩のどの段階にいるかによって異なる。だからこそ**アレクサンダーの再教育という仕事で用いられる実践的な指導法に「正しい姿勢」の出番はないのだ**。正しい姿勢という言葉は決まった姿勢を示すが、決まった姿勢にこだわる人は、私たちが理解するところの成長を遂げることはできない。

　しかしアレクサンダーはさらに、人間に可能なものであるかぎり、すわるという行為と関連して自分が展開した原理と技法を詳細に述べ、典型的な生徒の反応と行動を示している。

　抑制する力が発達すると、当人のなかに有害な抑圧状態が生じると言われている。この考えを推進するのは、部分的な治療をベースに研究し、子どもの教育システムとして特別につくられた環境内での「自由行動」を唱道する人たちである。誤解のもとは、抑圧状態と呼ばれるノイローゼ気味の情緒状態につながる外部の権威による目的達成の妨害と、全体的予防にもとづくセルフコントロールの合理的かつ意識的かつ自発的な抑制を、混同していることにある。アレクサンダー・テクニークでは、生徒が「手段重視」の原理を受け入れるということは、「目的至上主義」につながる一次的欲求を抑制する原理を受け入れることになる。

　したがって、アレクサンダー・テクニークを応用するとき、抑制プロセスは目的を達成したいという一次的欲求に反応するまいとする行動であり、その目的を達成できる手段を用いたい意識的で理にかなう欲求に反応する自発的な行為になる。したがって、これはとても重要なことだが、抑制への刺激は内側から生まれるものであり、生徒に対して外から押しつけられるのではないので、抑圧状態はない。
　自分のセルフコントロールを自慢する人の多くは、実は決まった目標にとらわれてしまっている。そういう人の行動には、不合理な先入観につきものの、つまり行為と手順において何が正しくて適切であるかに関する厳格なルールにつきものの、頑固さが表れる。人の活動が建設的な意識的コントロールのレベルにあるとき、その人は自己の心身を使うなかで学んだ抑制プロセスの原理を外界での活動に当てはめられる水準に達しているため、抑制プロセスのメリットは、自己の使用と外界での活動どちらの応用領域でも増えていく。

5. 呼吸のメカニズム

　呼吸メカニズムの使い方に有害な欠点があり、それにともなって胸の容量や可動性が悪化する症状が、非常に多くの人に広く認められている。

　とはいえ、「下手な呼吸」と呼ばれるものは症状にすぎず、人の不調の根本原因ではない。なぜなら、呼吸の水準は心身メカニズムをいかにうまく使うかにかかっているからだ。通常、「呼吸が下手な人」には呼吸のエクササイズやレッスン、いわゆる「深呼吸のエクササイズ」が必要だと言われている。

　このようなエクササイズすべてが目指すのは、部分的な改善であって全体的な改善ではない。人は深く呼吸をするように求められる。また同時に、「胸の拡張を促す」ような、何か「身体的」動きをするように求められることもある。しかし科学的に言うと、あらゆる「身体的」緊張は、胸部の硬直と息切れ（呼吸のコントロール不足）を引き起こす傾向にあり、この2つの状態は呼吸が下手な生徒ができるだけ避けなければならないものだ。呼吸を改善するこうした試みでは、心身の全体的な使い方が間違っていることがほとんど無視されている。

　その人は胸囲が大きくなり、「気分がよくなった」という主張があるかもしれない。しかし胸部の容量が増えたと思われても、その理由はおもに胸部の骨（肋骨）の外側の筋肉が発達したためで、場合によってはエクササイズによる歪みが引き起こしたものであって、協調のとれた使い方によって胸郭内が実際に大きくなったのではない。そして「気分がよくなった」というのも、当てにならない感覚認識による錯覚かもしれない。この不幸な人が、ほかにも何か深刻な症状が出ていると気づくのは時間の問題である。

　こうした呼吸エクササイズを提唱する人たちは、「目的」を直接追求して行動しており、この「目的」を実現しようとする手順の有害さや、その過程で彼らが奨励している多くの間違った使い方に気づいていない。呼吸を最大限コントロールし発達させるためには、胸腔壁の十分な拡張と収縮に関係する心身メカニズムの機能を最大限に発揮させる必要がある。「息をすること」を考える必要さえない。それどころか、生徒の状態がうまく協調していないとき、呼吸について考えることは多かれ少なかれ有害となる。

第 2 章 感覚認識と学習および行動学習

　肺は、胸腔（脊柱、肋骨、胸骨からなる骨格）に囲われた気密性の高い袋で、床が横隔膜（腹部と胸腔を隔てる膜）、唯一の入り口が気管である。空気は気管を通って肺を満たすと、肺の外にかかる圧力はないので、肺内部の圧力が外部の空気圧と等しくなるまで、その弾性組織を拡張する（通常の大気圧は、肺を満たすだけでなく胸腔内で最大限に肺を拡張させるにも十分であることを理解するのが重要である）。

　したがって、人間が深呼吸で息を「吸う」のに必要な唯一の行動は、肺を収容している骨の腔（胸腔）を拡張し、あとは大気圧に任せることである。

　逆に、息を吐くには胸壁の収縮が必要である。この作用はとても強力なので、大気圧に打ち勝ち、空気を追い出して部分的な真空状態をつくることができる。

　この収縮が解かれるとすぐに、再び空気が入ってくる。**吸い込む必要はない。**

　問題の核心は、どうやってこの胸の拡張・収縮をコントロールするか、である。

　まず考慮すべきは、現状の間違った使い方の原因になっている心身の活動を防ぐことだ。これを実現するには、生徒の抑制する力を発達させることである。生徒は、既存の考えにもとづいて行動するのをやめることによって、昔からの無意識の習慣を阻止する経験を繰り返しさせられる。そして新しい習慣が身についたら、教師が手技によって正しい再調整と協調を手助けする間に、自分自身に出す新しい指示を教わる。こうした新たな正しい経験を繰り返しさえすれば、関係する協調した心身メカニズムを十分に使うことができるようになる。そうなればすぐ、最小限の努力と数学的な正確さで、胸郭内の容量を思いのままに増やしたり減らしたりできるようになる。

　息を吸ったり吐いたりする行為に関係するメカニズムをうまく協調させて使えるようになると、教師は生徒がこの協調のとれた使い方をあらゆる発声の試みに用いられように手助けする段階に進むことができる。まずはささやき声の発声、できれば母音の「あー」の音を使うべきである。なぜなら、この声の出し方は日常生活で使われることはほとんどなく、発声するにあたって、よくある悪い心身の習慣が含まれていることがまれだからである。

　そのため、教師はまず、生徒がささやき声の「あー」で息を吐くのを手助けする。

49

これには、有機体全体を使うための心身の「手段」について、さらには、声のメカニズムにストレスや緊張を生じさせることなく、唇や舌や軟口蓋などを使いながら口を開ける動作について、理解することが求められる。そしてこの目的に向けて、確実な技法が用いられる。

そのプロセスには、鼻や口から無理に息を吸い込んだり、喉頭を過度に押し下げたりせず、喉や声帯、首の筋肉を過剰に硬直させないようにすることが含まれる。また、息を吸うときに胸の前部を過度に持ち上げたり、息を吐くときに過度に押し下げたりしないようにする。そして、心身メカニズムの協調が不完全な状態につきものの、例の当てにならない感覚認識に相変わらず導かれているのに「呼吸」や「深呼吸」を学ぼうとする、協調が不完全な人に見られるほかのさまざまな弱さも防ぐ。

6. 激しい恐怖反射、コントロール
　　できない感情、定着した先入観

論理的思考のプロセスは、穏やかで落ち着いた生き方をする人のほうが、より迅速に発達し、より高い水準に達する傾向がある。このような人のなかでは、習慣と呼ばれる心身過程が適度に生活を支配しており、抑制プロセスもあらゆる活動領域で適度に発達している。しかし大部分の人にとって抑制は、文明の初期に必要と認められてタブーを生み出したような、比較的数少ない領域に限定されている。

そういう領域の抑制プロセスは有害で過剰な発展を遂げており、美徳が悪徳になることも多い。激しすぎる恐怖反射、コントロールできない感情、そして先入観と確立した習慣は、潜在意識レベルの成長と発達で用いられる心身プロセスと結びついているため、あらゆる人間の発達を妨げる要因である。子どもたちはあれもこれも「やってはいけません」と言われるが、たとえ彼らにうまく絶対服従させることができたとしても、それで彼らの不十分な抑制力が発達することはない。逆に、生徒が相変わらず間違った紛らわしい感覚認識にもとづく判断に頼らなければ

第 2 章 感覚認識と学習および行動学習

ならない間は、教師が示したどんなことにもうまく対応しようとすると、昔からの心身の悪癖を強めてしまう。その結果、言われたことを正しく行なうことができないと、落胆、心配、恐怖、不安という新たな感情を経験することになる。人は言われたことをいつも正しく行なえるわけではないと知るべきであり、だからこそ、意識している教師は、新しい経験を必要とする動きを生徒が正確に行なうことを期待しない。その代わり、手技によって生徒に新しい経験をさせ、その経験が定着するまで繰り返す。この学習プロセスは満足できる経験をともない、生徒自身が自信をもつようになるので、できなかった経験や失敗の繰り返しと関連する過度の恐怖心、コントロールできない感情、根強い先入観のような妨害因子が生まれることはないだろう。このような教育をすれば、人は決定的な瞬間に「冷静でいられる」ようになる。

　スポーツの分野で、プレーヤーが抜きん出たいととくに望むような場合、自分の「フォームが崩れている」と感じるのは、よくある経験だ。たとえば、トーナメント戦での異常なストレスのもとでは、練習で楽々とやってきた簡単なストロークができなくなる。なぜなら、その瞬間の不安が、競技を覚える最初の段階で何度も連続して失敗したことを思い出させるのだ。**成功のために欠くことのできない準備は信頼できる感覚認識であり、それが何かをするとき、メカニズム全体を使用するのに十分な水準の協調を達成し、維持しようとする努力を導く。満足のいくように部分的な使い方をするには、満足のいくように全体的な使い方をすることが必須である**。たとえば、ゴルファーは偶然や幸運で良いストロークを打てるかもしれないが、それを繰り返せるとは確信できない。そしてこの不確実な状態をともなう経験では自信をつけることができず、むしろ過度の恐怖反射や深刻な心の動揺を生むことになる。

　教師がレッスンを通じて、定着するまで必要な経験を毎日させることによって、信頼できる感覚認識に関する生徒のニーズを満たしていれば、生徒は自分の「手段」を信頼することができるようになり、関係する活動が正しいのか間違っているのか思い悩んで、動揺することはなくなるだろう。大半を占める成功経験から生まれた自信に満ちあふれる。この自信は、感覚認識の信頼性に自信をもつことでさらに強まる。信頼できる感覚認識があれば、**たとえ協調のとれた自己の使い方が妨げられても、すぐにそれが意識に上るようになる**。この意識とは、全体を

51

土台とした再教育および協調の過程で、本人のなかに養われてきた鋭敏な気づきの状態であり、それにともなう自信は危機の瞬間にも失われることはないだろう。

　感情をコントロールできない状態の人々によって、驚くべき妙技が行われたことがある。人が酩酊に似た状態にあるとき、あるいは軽度の精神異常に近い状態にあるとき、「信仰療法」が効果を上げる。そうした場合に猛威を振るうコントロールできない力は、再び押さえ込まれることはめったになく、ほかの活動領域で再発し、たびたび危険な兆候に発展して、悲劇に終わることも多い。コントロールできない感情を繰り返し経験すると、アンバランスな心身活動の習慣が身についてしまう。このアンバランスやコントロール不能が、あらゆる悪習慣の根っこにある。コントロール不能を示している人は、合理的な「手段」を用いて全体をベースとする再教育を受ける必要があり、そうした論理的思考プロセスを使い続けることで、コントロールできない衝動や感情の激発に支配されることはだんだんになくなり、最終的にはそれらを支配するようになる。そうなれば有機体は、信頼できないまやかしの感覚認識に関連することがわかっている、不健全な渇望を満たす必要性はなくなる。暴飲暴食から生じる鬱や苦しみを抱えているにもかかわらず、そして節度があれば健康は回復すると医師から言われたにもかかわらず、人は不節制を続ける。自分は病気だと知っていて、医師がそれを証明し、自分でも健康回復を望んでいるが、身についた習慣を断つことができない。彼は明らかに理性を失っており、薬や医学的治療がほとんど役立たない。協調のとれていない人の場合、なんらかの領域に不節制がある。その結果、**現代社会においてこうした甘やかしは普通であって例外ではない。**

　このような習慣を根絶しようと努力する段になると、長年にわたって「意志力」と呼ばれるプロセスが、ほしいままにしたいという欲求をともなう堕落した感覚認識に支配されてきた。習慣の打破については、感覚認識の水準が最も重要であり、これが正常な状態に回復してはじめて、異常で不健全な欲求が取り除かれる。基本的な欲求やニーズは満たされなければならない。これらを無視すれば、深刻な結果がもたらされる。しかし**悪癖や不節制は必ず異常をともない、それは有機体の心身機能に生じている異常な状態に起因している。**

　悪癖や不節制は、もとは正常だったニーズや欲求を満たす試みだが、それが異

常な欲求になってしまい、この異常な欲求が残る限り、その悪癖や不節制への「手段」を使わせないようにしても無駄である。そういう人は自分のエネルギーを、不節制の原因となっている異常な状態を根絶することに、ひいては有機体の正常な心身機能や、正常な欲求の維持を確かにする信頼できる感覚認識を取りもどすことに、注ぐべきである。

7. 心身のバランス

　人間のあらゆる活動に心身のバランスが欠けていることは、有機体の機能不全のとくに顕著な兆候である。現在の誤った無意識の使い方は、この機能不全の状態をだんだん増大させ、**私たちはある年齢でバランスが崩れると予想するようになった**。人間の現在の歩き方に、何かおかしいところがあるのは明らかだ。

　人は歩くという行為の心身メカニズムをうまく協調させ調整するガイダンスとコントロールの指示を、はっきり理解することなく歩いている。そのため、そうしたメカニズムの機能に弱点が明らかになったとき、人はそうした弱点の根絶を可能にする信頼できる水準の感覚認識を、回復することができない。**十分なバランスを取りもどすには、意識的かつ全体的なベースでの再教育が必要である**。弱点や問題の認識は、有機体を全体として使用することにかかわる心身メカニズムについて、考察を促す兆候である。「直感的にどうにか切り抜ける」ことで、歩き方を改善しようとしてはいけない。まずは、「歩く」という概念に関して潜在意識による誤ったガイダンスと方向性の使用を防ぐために、抑制力を用いなければならない。アレクサンダー・テクニークでは、歩き方を改善したいと思っている生徒たちに、機能不全のメカニズムや信頼できないガイダンス感覚を使い続けながら、新しいエクササイズを行なったり、毎日決まった時間、新しい姿勢をとったりするよう教えることはない。**生徒は最初から、歩く努力だけでなく日常生活すべてに影響する原理を応用し**、全体的な活動のなかでメカニズムの間違った使い方をすぐにチェックできる方法を教えられる。どんなケースでも、いわゆる「身体的」な領域でのアンバランスは、いわゆる「精神的」な領域の同様のアンバランスと密接に関連していることがわかる。

「心」と「体」の現象について考えるときは必ず、私たちの潜在意識レベルの進化の現状では、いかなる刺激に対する反応も 75 パーセント以上が潜在意識的なものであることを、心にとめておかなければならない。

3 人間のニーズと 関連する感覚認識

1. 自己を知る

　このまとまりのない時代に生きる大衆は、論理的思考とのやり取りが多かれ少なかれ断たれている。最も重要なのは自分のニーズを知ることであり、それは必然的に自分自身を知ることになるはずだ。しかし、ほとんどの人の感覚認識が信頼できないので、そうなっていない。

　教育、社会、政治、経済、産業、宗教などの分野において、人間のニーズに対応し、それを満たそうとする試みが失敗している大きな理由は、そうした試みが潜在意識ベースで大衆に向けられたものであって、意識的に個人に向けられたものではなかったからだ。

　潜在意識レベルでのオーソドックスなやり方は、身体鍛錬やエクササイズによって「身体的」弱点や異常を根絶しようとしたり、さまざまなカルトによって、あるいは記憶や意志などの発達を促すシステムによって、「精神的」欠点や特異性を取り除こうとしたりすることである。こうした手法は間違った前提にもとづいている。なぜなら、人間の発達と成長における意識的ガイダンスとコントロールの根本原理が無視されているからだ。そして、部分的にどんなに向上があるように見えても、それにともなってほかの場所で有害な不調が生じるのであり、それは習慣的なものになってはじめて明らかになる。この事実を教育者は見落としている。

　人間の努力の歴史は、戦争のような主として群衆本能に左右される活動ではなく、人間の幸福に直接かかわる日々の問題を解決しようとする、個人の努力の記録に見出されるべきである。そうした問題の原因は、つねに変化する心身の状態に順応しようとする果てしない努力であり、初期に確立された潜在意識的な発達の概念にしたがって、非文明から文明へ進化しようとする試みである。

私たちはこれまで経験したことがないほど急激に加速するペースで、いわゆる「精神（メンタル）」プロセスを発達させながら、それを、長年のあいだにどんどん十分なコントロールや指示がきかなくなりつつある、いわゆる「身体」プロセスと併用しようとしている。その結果、心身の協調水準が低下している。

　私たちは進化上、意識をベースに構築されていない新しい教育や発達のシステムのメリット・デメリットを考えることを拒否すべき段階に来ている。

　「精神的」なものと「身体的」なものとの相互依存、そして全体的な筋肉メカニズムの相互依存は、だいぶ前から理論上は認められているが、教育手法はいまだに部分的な発達を目的としている。たとえば、視力は有機体全般の「筋肉損傷」に大きく影響されることはよく知られており、これはあらゆる感覚について当てはまる。長年の間にアレクサンダーは、全体ベースで意識的コントロールの再教育と協調が行なわれた生徒の視力改善を示す、実際的な裏づけをつかんできた。

**　この全体ベースの再教育は、部分的な再教育を試みる前に必ず行なわれなくてはならない**。子どもは書くことを学んでいるとき、心身の有機体を全体として使うときのストレスと緊張がある状態のせいで、緊張してけいれんした指で鉛筆を握っている。これに対し教師は生徒の書き方を改善するよう努めるが、ここで必要なことは、全体が不完全な状態で鉛筆を持たないように、全体の再教育と再調整を行なうことである。鉛筆の持ち方を直接変えようとすると、不完全さがさらにひどくなるだけである。そもそも子どものさまざまな機能は最高より最低に近い状態で働いているので、現在の教育手法は実のところ、新しい問題をさらに増やしているのだ。協調がうまくいっていない子どもを、部分的な弱点に部分的な方法で対処することによって教育しようとする試みは、不合理な行為である。このことは、模倣プロセスが子どもの生活に果たす重要な役割を考えると、とくに明確になる。

第 3 章 人間のニーズと関連する感覚認識

2. 模倣

　他者の特徴の無意識な模倣は、発達と成長だけでなく、個人的な自己の心身の使い方にも、重要な役割を果たす要因である。しかし大抵は、この自然な能力が出す結果は期待はずれである。なにしろ、何か模倣すべき目立つものがなければ働かないままのプロセスであり、模倣への主な刺激は、別の人の弱点や異常を意識的または無意識に知覚することから生じるのだ。

　子どもたちは「身体的」弱点を排除するためのありとあらゆる訓練や運動療法を教師から指導されるが、ごくまれな例を除いて、その教師自身も、同じような弱点のさらにひどいものに悩まされている。子どもは教師の声質、口の開き方、腕の使い方、立ったり歩いたりすわったりするときの癖をまねる。自分自身の信頼できない感覚認識や心身有機体のまずい使い方のせいで生じる弱点や異常を示す教師は、生徒たちにとって悪い手本であるばかりか、実に危険である。

　人間の喉やその付随器官は、歌手が緊張やゆがみによって加える酷使に、いつまでも耐えられない。そのため公衆の前で歌うことをやめざるをえなかった歌手は、すぐに歌の学校を開き、まったくの善意から生徒たちに彼らの手法を伝える。

　生徒は偉大なアーティストがその分野で活動するのを見に行かされることがあり、必ず、実は欠点の部類に入れてもいい目立つ特徴にとくに感銘を受ける。**アーティストはその特徴のおかげでというより、その特徴があるにもかかわらず、成功していると言っていい**。しかし、たとえ価値があるとしても、その特徴は特殊な兆候にすぎず、生徒がそれを活用するには、模倣する相手の有機体全体の用い方を全般的に勉強し、次に、それと同じ有機体全体の使い方を指示するように自分を再教育するしかない。

3. 集中と持続的な指示を出すこと

　「目的至上主義」のために現在用いられている模倣プロセスの意識的な使い

方は、部分的な模倣のために外に表れているものを部分的に選んでおり、それが「集中」と呼ばれるものをもたらしている。つまり、心を特定のポイントや物に定めることだ。

　この集中の概念は危険で狭い考え方だが、現在この言葉が使われる場合、一般的にこういう意味である。「集中」にともなう有害な兆候は、教師がこの疑わしい力を伸ばすことが必要だと思う程度が増すにつれて、どんどん増大していく。**有機体の心身機能が不完全で不十分な人だけが、「マインド・ワンダリング（心の迷走）」、つまり観察や好奇心の自発性の欠如という症状を示すことになり、そのせいで「集中」するように促される**。200年前の子どもは、採用される教育プロセスが意識的コントロールレベルにあったなら、満足のいく発達をとげたであろう必要な心身の資質をすべてもって生まれていたことは間違いない。しかし残念ながら、教育は潜在意識の「目的至上主義」原理のもとに行なわれ、それを採用することの有害な影響が急速に増大して、最終的に、子どもたちはさまざまな短所のなかでもとくに、集中力の欠如、いわゆる「マインド・ワンダリング」を示し始める段階に達した。この短所が治療を必要とする程度まで悪化したとき、潜在意識に指示されコントロールされ、ひいては「目的至上主義」原理に支配されている教育専門家たちが、1つの対象に「心をしばりつける」という考えによって、それに対抗しようとしたのは、ごく自然なことだった。「集中」している人の身体的緊張は、本人が自分の有機体内で始めた内戦状態から生まれる。**集中の概念は、静かにすわって何もするなと言われる人が、緊張の兆候を示すまでになってしまい**、それを指摘されると、本人は「でも、私は何もしないようにしていますよ」と言う。彼は実のところ、「何もしないこと」を**する**べきなのだと思っている。

　1度に2つ以上のことを考えられないとか、有機体の2つの部位を協調させて使うことが求められる動作をうまくできない、と言う大人は教師にとっておなじみだ。そのような協調のとれた使い方をするには、関連するさまざまな部位に、意識して持続的に指示をはっきり出す必要がある。そのとき、動きの主要部分のガイダンスとコントロールに関係する基本指示を続けて発しながら、補助部分につながる指示を発する。これには、幅広く論理的に考える態度が必要であり、そうすれば、個別の動きを正しく行なうのに不可欠な指示をはっきり理解できるだけでなく、協

調の取れた一連の指示が協調のとれた有機体の使用につながるよう、正しい関係で1つずつ発することができる。

ほとんどの人は、協調が不十分な使い方を身につけ、習慣的に軽率なとりとめのない指示を発するので、協調の取れていない動きになってしまう。意識的コントロールのレベルで矯正しようとすると、注意散漫や危険な潜在意識によるガイダンスと方向性の習慣を断つのが、とても難しいとわかる。動きのさまざまな部分を、関係する指示とつなげるという考えがないのだ。基本指示は出せるが、2つの部分のきわめて重要なつながりを繰り返し見せられても、動きの補助部分に求められる指示と関連づけて、基本指示を続けることができない。

生徒は、1度に2つ以上のポイントに「注意を向ける」ことはできないと考えるが、これは例の「集中」の定義と密接に関係する思い込みである。実際、人間は生まれてからずっと、1度にいくつかのことをやっている。ただし、これまでは無意識にやってきた。

部屋に入ってくる友人を迎えるために立ち上がり、その友人と会話をしている人は、話し合っている問題に集中しているのだと言うだろう。彼は、自分が立ったままでいるための「手段」を意識しておらず、これまで意識したこともない。これは、潜在意識的な発達のプロセスにおいて、人が持続的に指示を発する能力を養ってきた証拠である。したがって、意識レベルでの協調と再教育の仕事において、持続的に指示を発することが必要かつ重要だという主張の根拠は、人間の発達における非常に古くて根本的な原理であって、新しい原理ではない。

100人のうち99人が、自己を用いるのに「手段」を考慮するのは、邪魔や妨害になると考える。1度に2つのこと、つまり自分自身と自分の仕事に、注意を向けることはできないと確信しているのだ。しかしその仕事の成功水準は、それを行なうための道具やマシンである自己の機能水準より高くはなりえない。**マシンに注意を向けることで、その機能を実行することができなくなる、という主張はばかげている。そのような見解は、集団としての人類を今いる進化的発達の段階に固定してしまう。**動物や未開人では、関係する2つのプロセス、「存在すること」と「すること」は互いに依存し協調がとれている。それに比べると人間の現段階は非常に低い。

人間というマシンはたくさんのことを同時にすることができ、統合された心身が協調している状態、つまり真に集中している状態が作用している場合、**その人は自分の機能の協調に気づかないのと同様、自分の集中にも気づかない**。「集中について考える」ことでも、「集中」するよう教えられることでも達成しえない、深い集中を指示しているのだ。

本書は全編、協調がとれていない人に、テキストや口頭の指導で弱点や異常を根絶しようとするよう指示することは、誤りだと明らかにすることに充てられている。目の前の問題にしかるべき注意を向けられないという意味で集中できない人は、協調がとれていない人であることは確かだ。そのような人に、集中できない状態を「集中する」ことによって克服しろと言うのは、少なくとも、有害で人為的な人格の分裂を引き起こしかねない。

必要なのは、全体ベースで心身が協調した満足のいく状態を回復させることであり、それには真の集中プロセスが求められる。

4. 記憶と感じ

「集中」の習得は、記憶のプロセスを妨げる傾向があり、その結果、不均質で、限定的で、しばしば不適切な印象が刻まれる。

私たちの発達は、いわゆる「記憶力の低下」がおおよそ全体的な弱点であり、「記憶システム」がもてはやされる段階に到達した。もちろん、すべて「目的至上主義」にもとづいており、「記憶力の悪さ」という部分的弱さの兆候を、それと関連があると見なされるべきほかの心身の弱点と関連づける努力は、いっさい行なわれていない。

記憶とは、何らかの刺激の結果として登録される印象である。その印象の持続性は、まず、ある特有の心身プロセスに左右されるが、その状態は有機体の心身全体の状態、とくに現在の感覚認識の水準を反映する。記憶に影響する要因としては、印象を登録したときの環境条件と、個人が特定の刺激から得た知識をすでに得た知識や経験とつなげる能力の程度が挙げられる。

このように人の心身の働きは、記憶と関係する印象登録に関する習慣を支配し

ている。ほかの活動すべてに影響をおよぼすのと同様だ。

昨今、本をじっくり読むことがほとんどない人がごまんといる。彼らは大衆文学を「流し読み」したり、新聞をざっと見たりして、漠然と覚えることが習慣になっている。こうして有害な習慣は確立されつつあり、「記憶力の低下」はこの20～30年で著しくよく見られるようになった。

それは、精神異常その他のたえずつきまとう害悪と同様、遅れずに阻止しなければ、人の心身プロセスの有用性をむしばむに違いない弱点である。論理的思考は、記憶されている事実とほかの事実を結びつけるものに依存しており、記憶が足りなければ、十分な論理的思考のプロセスは停止する。

いわゆる「記憶力の低下」や「記憶力の悪さ」をもたらす幼少期の悪癖のほとんどは、実は現在の教育システムによって培われていることは、ほぼ間違いない。現代教育において、記憶するという行為は「精神的」というより「身体的」な行為になりつつある。生徒は教えを「感じ」ようとすることによって記憶する。方向性とガイダンスの指示が記憶される前に行為をしようとする習慣は、たいていの場合、抑制プロセスの不適切な使用と関係しており、それはつまり、人はしだいに心身の状態がアンバランスになっていき、学習という行為中に受け取るいわゆる「精神的」印象がひどくかすかで信頼できない、ということだ。

バランスを回復するために、意識的で理性的な抑制力を養う必要がある。生徒は望む目的を達成できる合理的な**手段**とは何かを考えることに時間を割くまで、心身活動へのあらゆる刺激に「ノー」と言うことを覚えなくてはならない。

広く認められている思想家のリーダーたちが、部分的な手段によって記憶力を改善するよう考えられた、さまざまな「精神鍛錬」システムに権威を与えなくてはならないと教えている。このことは、20世紀にも原始人の時代と同じように、盲人が盲人を導き続けているということを示す。しかし今日、人間の心身の活動領域がもっと限定されていた昔より、結果はもっと悲惨だ。

5. ストレスと緊張に関係する複雑さと混乱

　私たちの問題の大半は、現代の文明生活が求めるものがどんどん複雑になっていることが原因だと、たびたび言われている。実のところ私たちの問題は、そうした要求に対応しようとする中で、進化の程度が低い「目的至上主義」原理の日常的な実践を、あらゆる状況に用いていることから生じている。

　文明の進歩と呼ばれる変化し続ける環境に適応しようとする、この無意識で知力を欠いた努力の結果、私たちは自分の内部に緊張状態をつくり出し、それを自分とは別物のせいにして、「人生の複雑さ」と呼んでいる。

　人は、個人の発達と成長にかかわるあやふやで紛らわしい原理から生まれる、個人の精神力学の誤りと弱点に悩まされており、**自分自身の機能不全の産物である社会を動かそう**と苦労している。自分自身の内部でも社会の中でも、生きるという行為に応用されている間違った原理が、有害な緊張状態と世界の不安定な状態を生み出している。

　現在、文明の時計の針をもどしているのは、仲間に害をおよぼそうと躍起になっている人たちではなく、ゆがめられた感情と先入観の影響下にあるまま、仲間の人間の生活を向上させることに身を捧げている人たちだ。彼らは見当違いの方向に進んでいる。産業、政治、宗教、教育、医療の分野における**過去 300 年にわたる統合へ向けた改革、再組織、進歩の試みはすべて、部分的な「目的至上主義」の試みにもとづいており、その部分的な「目的」が達成された場合でも、結果的に社会的紛争と不平等につながる新たな混乱が生まれる。**

　こうした方向の現状のアンバランスを食い止め、満足のいく前進をとげるつもりなら、私たちは「目的至上主義」原理ではなく「手段重視」原理の確立と関係する、個人の建設的な意識的コントロールの水準を、だんだんに上げなくてはならない。

感覚認識と幸福

　真の幸福は、興味のある活動にいそしむ健康な子どもに見られるものだ。
　子どもはたいてい機械類に心ひかる。そして、全体ベースで自分を再教育するプロセスで、自分が最も興味深いマシンであることにすぐ気づく。子どもや大人の成長や発達のプロセスにおいて、有機体の心身というマシンを用いる経験は、ほかのあらゆるメカニカルな経験に先行するべきだ。子どもは、全体ベースの意識的な再教育によって、自分の動きを完全にコントロールする能力を与えられたとき、間違いなく幸福である。意識的に自分自身に全体的な方向性を与えることによって、能力を高められることに気づく。これは通常、コーチされるときに受け取る部分的な方向性とはまったく異なる。彼らの幸福は心身が向上するとともに増す。
　大人も同じだ。**大人の大半は、自己の心身の使い方がたえず向上するのでなく劣化するのを経験しているので、幸福ではない。**協調が不十分なので、不調がつきまとう生活にもがいているが、その不調が実際、眠っているときも目覚めているときも、いら立ちとプレッシャーを感じる状態をつくり上げている。いら立ちは幸福と両立せず、人はいら立った有機体を、休息や仕事、気晴らし、レジャー、ゲーム、あるいは全体的教育など、日々の活動すべてに用いなくてはならない。
　大人はこの内面のいら立ちのせいで、感覚認識を信頼できる人には少しも影響をおよぼさないような外的経験に、いら立たしげに反応する。そればかりか、どんな方向への努力も多かれ少なかれ失敗し、感情や自尊心、幸福や自信、つまり気質や性格全般に対して、このうえない悪影響をおよぼす。
　自信は成功から生まれるので、私たちの教育プロセスや生活術全般は、目的を実現できる十分な「手段」を確保し、自信を育てる満足のいく経験を導くことができる原理にもとづくものでなくてはならない。**生活のあらゆる行動において、全体の協調にもとづいて心身メカニズムを意識的に用いることが、建設的コントロールとはどういうものかという、尽きることのない真の知的疑問を生み**

**出す。そのおかげで、すわったり立ち上がったりのような当たり前の行動にさ
え、好奇心と知的喜びが深まる。**

　意識的で基本的な心身プロセスは終わらない。そのプロセスは継続的であり、
真の成長と発達は幸福と切り離せないことを示す。現代の人間は幸福を知らずに
楽しみを追い求め、部分的に有害な興奮と刺激を感じて、全体として持続的な幸
福状態にないことを埋め合わせようとする。幸福には満足感と充足感がともなうが、
それは中庸と全体的コントロールから生まれるのだ。

　人は、たびたび繰り返される普段の行動は自動的で無意識なものになるはずだ
と教えられており、その生き方は、さらに限定された活動範囲の定着した習慣に
縛られるようになっている。年を取るにつれ、自己の使い方の弱点や不完全さが
増して、活力の低下と停滞が促される。このことは、仕事をやめると健康を害す
る人が大勢いることの理由を説明してくれる。生まれたときから有機体を成長させ
動かしてきた新しい経験にともなう興奮が、だんだん止んでくることで生まれる自己
の心身内の単調さに比べれば、変わらない環境の単調さは小さなものだ。それで
も、人間の活動がしだいに制限されて、人間がみずから自動装置のようになると、
そうした単調さが生まれる。人間は、外的な「原因と結果」や「手段と結果」
との関連で、いわゆる意識的コントロールを部分的に応用してきたが、環境を部
分的に整えようとするこの試みは、実際の結果を得られる真に信頼できるコントロー
ルをもたらしてはいない。それを実現したいのであれば、まず、個人の心身有機
体に、根本的かつ建設的な意識的コントロールを指示できなくてはならない。それ
を達成できれば、人類には、以前の不合理で潜在意識に指示される活動と比べて、
可能性がほぼ無限の活動領域が開ける。

結論　心身の姿勢

　自己の心身の機能に対する、あるいは日常生活の活動にそれを用いることに対
する、人間の姿勢こそが「究極の目的」である。受け継いだものにせよ自分で
獲得したものにせよ、経験の倉庫の鍵をもっている人だけが、心身の反応を理解
する段階に到達できる。その段階では、あらゆる努力が人間を向上させると楽観
していい。人は、改革または「身体的」改善をしようとして、「目的至上主義」

第4章 感覚認識と幸福

の原理にもとづいて、極端から極端へと突進し続ける。**どんな形であれ改革の計画によって混乱が増すことなく、最終的に当人が全体として再教育され、心身統一体として再編成される可能性はどれくらいあるというのか**?

　詰まるところ重要なのは、改革の計画に対する個人的な考え方から生まれる、刺激への個人的反応である。有機体がほぼ最大限に機能を果たしている協調のとれた活動においてのみ、よく知らない考えや経験をほぼ十分に理解することが期待できる。

　人の有機体そのものの機能の問題が解決してはじめて、私たちは社会の問題を解決できる。

第**3**部
自己の使い方

1	技法の進化
2	反応に関係する使い方と機能
3	ボールから目を離してしまうゴルファー
4	吃音症
5	診断と医学訓練

出版社注：アレクサンダー氏による1931年、1941年、1945年版の前書きは要約されていない。

ジョン・デューイ教授による序文

　教授はアレクサンダーの『個人の建設的な意識的コントロール』の序文に、アレクサンダーの手法と結論は、それまで使われたことのなかった分野、すなわち自分自身と自分の活動に関する判断や信念の分野において、科学的手法の最高に厳しい要件をすべて満たしている、と述べている。物理的エネルギーを物理的に支配するという物理科学の成果が、人間のさらなる健康と幸福を促進するのか、それとも損ねるのかに関して、疑念が増えつつある。個人が自分自身を正しく使えるようにする技法が開発されうるなら、ほかの形のエネルギーすべての最終的な使い方を決める要因はコントロールされることになる。アレクサンダーはこの技法を展開しているのだ。

　意識的なセントラルコントロールの原理を発見した原点についてのアレクサンダーの説明は、長きにわたる根気強い実験と観察の記録であり、あらゆる推論がさらなる綿密な実験によって拡張され、検証され、修正されている。そのような観察のなかで、考えは比較的皮相な因果のつながりから、自分自身を使うにあたって根本となる因果の条件へと移っていく。

　アレクサンダーはごく普通の生活条件で活動する有機体を研究して、生きている有機体の生理学と呼べるものをつくり出した。人間の日常活動の持続的で正確な観察と、人為的条件下での死物の観察との対比は、本物の科学とえせ科学の違いを示すが、後者に精通しすぎていることは、多くの人がアレクサンダーの技法と結論を理解できない大きな理由の１つである。

　「当然ながら、アレクサンダー氏の実験研究は、生理学者が筋肉と神経の構造について知っていることと一致している。しかし、彼の実験研究はその知識に新しい意味を与えるばかりか、知識そのものが本当は何であるかを明らかにしている。解剖学者は各筋肉の正確な機能を『知って』いて、逆に言うと、特定の行為をするにあたってどの筋肉が関与するかを知っているかもしれない。しかし解剖学者自身、たとえば腰を下ろしたり、立ち上がったりすることに関係する筋肉構造すべてを、その行為の最適かつ効率的な成果が上がるように協調させることができないなら、つまり、何かをやるときに自分自身を間違って使っているなら、どうして彼はあらゆる重要な意味において**知っている**と言うことができよう？

ユトレヒト大学のマグナス教授は**外的**証拠と呼べるものによって、有機体内のセントラルコントロールの存在を証明した。しかしアレクサンダーの技法は、マグナス教授が研究を進めるずっと前に、セントラルコントロールの事実に関する個人的な経験を、直接かつ徹底的に確認していた。そしてアレクサンダー・テクニークを経験したことのある人は、自分自身の経験を通じてそのことを**知っている**。この事実だけでも、アレクサンダー氏の教えと発見の純粋な科学性の確実な基礎になりうる」

科学的発見が持続するかどうかは、前の結果と合致する作用をさらに示せる力があるかどうかで試される。アレクサンダーのレッスンそれぞれが室内実験による実証である。各レッスンが、最初は疑われるような予測を、きわめて説得力ある形で裏づけるのだ。新しい可能性が認められ、次に実現され、そして永遠の成長プロセスが始まる。

デューイ教授は、アレクサンダー・テクニークを頭で勉強する異例の機会に恵まれていた。なぜなら彼は実践的な立場からすると覚えの遅い生徒であり、プロセスのステップすべてを注意深く観察せざるをえなかったからだ。心理学と哲学の研究で鍛えられた精神的集中力を身につけていたにもかかわらず、自分は抑制をはじめとする指示を実行することができないと気づいた。そしてこのことを、屈辱的な経験だが因果条件の分析研究に通じると思った。その結果、彼は自力で、心身における身体と精神の統合について、感覚認識の間違った習慣的使用と質の低下について、さらには「抑制する」ことの必要性と難しさ、および適切な条件が確立されると起こる大きな精神的変化について、アレクサンダーの見解を検証した。

アレクサンダーの技法の科学性に関するデューイ教授の信念は、この研究にもとづいている。

世界の現状を見ると、人間が自己の使い方をコントロールせずに物理的エネルギーをコントロールすることの危険は明らかである。質の悪い感覚データをもとにしているせいで習慣的な判断がゆがめば、私たちの暮らす社会状況が複雑になればなるほど、結果はもっと悲惨になるに違いない。

パヴロフは条件反射の考えを認めさせた。アレクサンダーの仕事はこの考えを拡張・修正し、基本的な中心となる習慣と姿勢が、私たちの行為すべてを条件づ

けると証明している。したがって、条件反射はただの気まぐれで確立されたつなが
りではなく、有機体内の中心的な条件にもどるのだ。このセントラルコントロール
の発見によって、条件づけの要因は意識の指示下に入ることになり、個人は自分
自身の潜在能力を手中に収めることができる。条件反射という事実がきわめて重
要な自由の手段に変わる。

　正常で健康な心身の生活を構成するのが何かを知らずに教育することは、間違っ
た教育である可能性が高い。アレクサンダーの技法は教育者に、道徳性を含めた
心身の健康の基準を教え、着実に際限なく実行すべき「手段」を示す。教育さ
れる人はその「手段」を意識的に自分のものにするようになる。したがってアレク
サンダーの技法は、あらゆる特殊な教育プロセスの中心となる指導のための条件
を備えている。

　デューイ教授は、アレクサンダー教師訓練コースに自分が認める重要性と、そ
の仕事を支援する必要性を強調している。そこには、あらゆる教育に必要な新し
い方向性の潜在力が秘められていると考えているからだ。

1 技法の進化

　アレクサンダーは、著書で説明している自分の技法の土台は、心と体のプロセスは分けられないという考え方であることを強調している。この理論の妥当性を生徒に実地説明することはできるが、この実地説明の機会は必然的に限定されてしまう。『自己の使い方』は、アレクサンダー・テクニークの発展につながった研究の歴史である。本書の目的は、（1）「精神」と「身体」が別々の実体ではないこと（2）したがって人間の病を2つのカテゴリーに分けることはできず、人間有機体統一の原理で対処するべきであることを、彼が確信するようになった経緯を読者に示すことである。アレクサンダーは若いころ、朗読法とシェイクスピア作品の朗読に興味を抱き、かなり勉強したあと、朗読を職業にすることにした。数年は万事順調だったが、やがて喉と声帯に問題が生じて、「息を切らす」あるいは口で「空気を吸い込む」ことが癖になった。医者やボイストレーナーのアドバイスと治療は役に立たず、声がかすれるようになり、まったく出なくなることもあった。とくに重要な仕事のことが不安になって、医師に相談したところ、事前にまる2週間休むよう助言された。ところがそのとおりにしたにもかかわらず、当日の夜、プログラムを半分こなしたときに声の異常がぶり返し、夜が終わるころにはほとんど話せなくなってしまった。

　彼は医者に、効果のなかった治療を続けることはできないと言い、問題の原因は声を使うときに「自分がやっていること」のようだと指摘した。あるきわめて重要な疑問に医者は答えられないと認めたが、アレクサンダーはみずから答えを出そうと心に決めた。その疑問とは、ふだん話すときにはやっていないのに、朗読するときにはやっていて、問題を引き起こしているのは何か、だった。

　この目標に向けて、彼はふつうに話すときと朗読をしているとき、鏡で自分を観察したところ、朗読するときには頭を後ろに引き、喉頭を押し下げ、口で息を吸い

込むことに気づき始めた。そのあと、ふつうに話すときにも、そうした動作を度合いは小さいがやっていることを自覚した。声のトラブルを引き起こすのはそうした動きのように思えたので、声のかすれを根絶するために防がなくてはならない、部位の間違った使い方があるに違いないと推測した。どの動きがほかの2つを引き起こすのか最初はわからなかったが、実験によって、直接的に抑えられるのは頭を後ろに引く動作だけだとわかった。そして次に、その動作を抑えることが間接的にほかの間違った使い方を抑える傾向にあることを見つけた。これが彼の研究にとって、重要な第1段階となった。

こうした傾向の抑制が声のかすれを緩和し、喉頭と声帯の全体的状態を改善することが、検診で確認された。

そこで彼は、以前の傾向を抑えることでこうしたメカニズムの**使い方**を変えることが、その**機能**に著しい効果をおよぼしたのだと結論づけ、そのおかげで初めて、体のメカニズムの使い方と機能の密接なつながりを考察するようになった。これが第2の重要な段階だった。

頭を後ろに引くのをやめることに良い効果があったので、頭を前に出して、というか、自分が正しい動きだと感じるよりもっと前に出して、その効果を試そうと決心した。すると、一定の限度以上は、頭を下げずに前に出すのは難しいとわかった。その限度を超えて頭を前に出すのは、声と呼吸に対して後ろに引くのと同じ影響があった。喉頭を押し下げない頭と首の使い方を見つける試みを、いろいろ実験するなかで、そのように喉頭を押し下げると、それにともなって胸が持ち上がり、「背丈が縮まる」傾向があることに気づいた。このことから、声と呼吸の器官の間違った使い方は、胴のメカニズムの間違った使い方と切っても切れない関係にあることがわかり、この背丈を縮める頭と首の使い方も防がなくてはならないことが明らかになった。アレクサンダーはこの発見を、自分の研究の転機と考えた。

彼は次に背丈の短縮について、それを防ぐ試みと、実際に伸展させる試みを交互に行なうという、一連の長い実験を行なった。そして、声と呼吸の最高の状態は、背丈の伸展と関係していて、それは「頭を前に上に」したときに限って起こることを発見した。

この経験の気づきによって彼は、**頭や首など体の各部位の使い方の相関性を認識するようになり、それが自己の全身の使い方のプライマリーコントロール**

72

であることがわかった。

そのあとアレクサンダーは、頭を前に上にすることで「背中が狭くなって」、「胸が持ち上がる」傾向があるが、そのどちらも、頭を前に上に押し上げる**やり方しだいで**防げることを発見した。

これらの発見を朗読中に実践しようとしたとき、鏡を何枚か配置したところ、自分は頭を前に上にしていると思っているし、そうしていることを感覚が裏づけているのに、実際にはいつも相変わらず頭を後ろに引いていることを知った。「防ぐ」と「やる」を同時にやろうとする彼の試みによって実証されたことがある。35年の教えも証明しているとおり、人はなじみの感覚経験をともなう習慣的行為を「やろうとして」やることができるから、なじみのない感覚経験をともなう習慣と逆の行為も、同じように「やろうとして」できると、思い違いをしているのである。

彼は何カ月も辛抱強く、朗読中に「背丈を伸ばそう」と練習することで、声と呼吸の器官の間違った使い方に深く関係する、他の器官の間違った使い方が、全身の筋肉が緊張しすぎる状態を生み出し、それがとくに両脚、両足、両つま先、そして全身のバランスに悪影響をおよぼすことを知った。これは以前、朗読中は「両足で床をしっかりつかむ」ように言われたせいだ、と彼は考えた。そうしようとすることが全身の間違った使い方につながり、間接的に喉のトラブルに結びついたのだ。さらにこの習慣的な全身の間違った使い方は、彼が朗読しようとするたびに作用して、改善しようとする試みすべてを支配した。しかも長年にわたって、誤ってその間違った使い方を訓練してきたので、よけいにそうなっていた。体の一部について新しい使い方を促す刺激は、有機体全体の習慣的な使い方を続けるよう促す刺激に比べて、非常に弱い。アレクサンダーは、朗読するときの自分の使い方を改善しようとするこれまでの努力はすべて、方向を間違っていたのだと判断した。

そこで彼は、自己の使い方の方向性に関する疑問を考察することになり、そのような方向性を「感じ」に頼っていたと気づいた。そればかりか、頭を前に出すつもりのときに後ろに引いている経験が示すように、この「感じ」は当てにならないこともわかった。他の人たちでも程度の差はあれ当てにならないことが、実験で証明されている。問題は、方向性を決める手段として「感じ」を信頼できるものにすることだと、彼は理解した。なぜなら現代文明においては、不合理で本能的

な使い方の方向性は、人間のニーズには十分でないからだ。感覚が信頼できないことが文明の産物であるなら、それを信頼できるものにする手段の知識はとても貴重である。アレクサンダーは、自分がまったく新しい研究分野と向き合っているのだと知った。

それまでに、彼は３つの具体的な結論に達していた。

（1）間違った方向性は、当てにならない感じと関係する。

（2）間違った方向性は本能的であり、感じとともに、自己の習慣的使い方の一部である。

（3）本能的な間違った方向性は、刺激に対する本能的反応である。

そのため彼は、頭と首に対する習慣的な間違った方向づけを、声を使う刺激を受けてすぐ抑制することができれば、頭を後ろに引いて息を吸い込む症状の原因を根元で止めることになる、と結論づけた。彼はそのあとさらに進んで、メカニズムの使い方の改善に必要な方向性を見つけて、声を使う刺激に対する満足のいく反応を確保しなくてはならなかった。それを確保するために、感覚に頼るのをやめて、現在の状態を分析する合理的なプロセスだけを用いて「手段」を選び、合理的な方向性をメカニズムに発する必要があることに気づいた。

しかし、アレクサンダーがこの考えを実践しようとすると、合理的な方向づけと不合理な方向づけの間に明確な境界線がないことがわかった。刺激に反応するにあたって、正しいと感じるいつもの間違った習慣にもどるのを防ぐことができないため、使い方の方向性が身についた習慣と逆の場合は必ず、本能が理性を支配していることがはっきり証明された。決定的な瞬間に本能的な方向づけが合理的な方向づけに勝るという事態が、何度も起こったのである。

この失望を味わったあと、彼は直接目的を達成しようとする試みをあきらめて、刺激を受けたときに反応しないことに集中した。新しい合理的な方向性が与えられる間もなく、すぐに反応したい衝動に対抗したのだ。彼はただ、新しい「手段」（つまり目的を達成する合理的な手段）への方向づけをしただけで、それについて行動しようとはしなかった。こうした方向づけを何度も繰り返し練習してから、それについて行動する次の段階に進む必要があること、そして一連の指示を出すときには、次に進むあいだも引き続き、それぞれの方向づけをしなくてはならないことを

第1章 技法の発展

学んだのだ。

　一連の方向づけをして、目的に向かって進む間も前のものを進め続けるこのプロセスは、マスターすべきアレクサンダー・テクニークの最も難しい部分である。

　話をするときのこの技法を身につけたあとも、アレクサンダーは成功するより失敗する頻度のほうが高くて、昔からの間違った習慣的な使い方が、新しく獲得した「手段」を支配していると気づいた。しかも彼はいまだに、話を促す刺激に対する自分の反応が、新しくて正しいものかどうか確信できなかった。なぜなら彼の本能は、以前の反応が正しくて自然だと感じる傾向にあったからだ。彼は、本能的な行動をとる種に受け継がれてきた傾向とだけでなく、自己を使うにあたって意識的な方向性を発する種としての未熟さとも闘わなくてはならなかった。

　最終的に、感覚知覚を頼るのは無駄なので、たとえ結果的に起こす行動が間違っていると感じられても、自分の論理的思考プロセスを信頼しなくてはならないこと、そしてこの信頼は、正しいと感じなくても確信できる本物の信頼でなくてはならないことを、彼は理解した。

　そしてアレクサンダーは以下のプランを採用した。

（1）話を促す刺激に対する即座の反応を抑制する。

（2）プライマリーコントロールのための合理的な新しい方向性を発する。

（3）使うことによって目的を達成できるくらい十分に精通するまで、そうした方向性を発し続ける。

（4）新しい方向性を発しながら、立ち止まって、やはり刺激に反応するかどうかを考え直す。

そして

（5）（a）反応しないと判断するが、新しい方向性を発し続ける、または

（b）目的を変えて、たとえば話すのではなく挙手をするが、新しい方向性を発し続ける、または

（c）前進し、最初の（話すという）目的を新しい方向性によって実現する。

　このプランは、方向性が行動に変わる決定的な瞬間に集中することによって、本能的な方向づけプロセスをまったく新しい経験に服従させるので、ある目的を実現しようとする決断が、新しい種類の活動を生み、その活動が当該目的だけでなく、

75

ほかの意識的に望んだ目的も実現することができる。

　彼はこのプランを用いることによって、新しい使い方の方向性が発せられている
あいだもずっと、自分の本能的反応は抑制されたままであることを知った。そして
新しい合理的な使い方によって、習慣的な間違った使い方を克服することができる
ようになり、朗読だけでなく、声と呼吸と鼻のトラブルの著しい改善は、彼が機能
をうまく改善する手法を見つけたことを裏づけた。

2 反応に関係する
使い方と機能

　アレクサンダーは、頼りにならない感覚認識が広まっていることが、人間の反応コントロールで最も重要だと確信するようになった。

　彼はプライマリーコントロールを意識的に用いることによって、新しい使い方を確立するようになると、刺激に対する以前の本能的反応を抑制し、新たな合理的反応に置き換えることができるようになった。これによって、彼の習慣的な反射行動は「調整」され、それにともなって全身の機能が改善した。前章で説明された技法の結果は、どうすれば有害な反射行動を意識的に抑えることができるかを示し、プライマリーコントロールが意識的に方向づけられ、全身の機能が改善されれば、この「調整」の結果は独自の形になって残ることを明らかにしている。

　このことから、本能的な方向づけを意識的な方向づけに置き換えることが、あらゆる教育において最も価値あることは明らかだ。

　アレクサンダーは、生徒が自分の器官や直接的反射の機能をコントロールできるようにすることはできないが、プライマリーコントロールの意識的使用を教えることによって、全身の機能を間接的にコントロールさせられることを知った。そして使い方の意識的な方向づけを、その使い方の感覚認識の改善と関連づけて繰り返すことが、「調整」された（意識的）行動のコントロール力を養うにあたって、最も重要であると理解した。

　どんな行為も感覚を通じて受け取られる刺激への反応なので、完全に精神的とも完全に身体的とも分類できない。腕を上げろという刺激に反応して、メカニズムの「精神的」な了解と方向づけ、および筋肉による「身体的」反応の両方を用いて、協調した活動が始まる。

しかしほとんどの人では、行動への了解のあとに本能的な使い方の方向づけが続き、望んだ目的を達成するためにきちんとしたメカニズムの使い方を合理的に理解することはない。感覚認識の信頼性低下にともなって、この本能的な方向づけはますます有害な方向間違いになって、「精神的」または「身体的」な障害や疾病の症状を呈する。そのような症状は、メカニズムの使い方に関する新しい満足のいく方向性がもたらされると、しだいに消える傾向にあり、機能の改善につながる。そのため、具体的な症状すべてに対応する基本的要件は、人間有機体は分割できないという原理にしたがって、よりきちんとした全体的な方向性を築き上げることだ。

　部位の働きを変えようという試みは、有機体全体の使い方と調整を変えることになるので、1つの不調を探り出して根絶しようとする試みは、表面的に成功しても、他の場所のバランスを崩し、他の場所のもっと認識しにくい有害な不調をつくり出す傾向にある。有機体全体が統一体であるという原理にもとづいていない診断はけっして完璧ではない。

3 ボールから目を離してしまう
ゴルファー

　本章では、プロのアドバイスにもかかわらず、そしてそうしないことが大切だと気づいているにもかかわらず、ボールから目を離してしまうゴルファーの問題が検討されている。

　そもそも、なぜゴルファーは目をボールから離してしまうのか？

　しかも、そうするまいと決心したあとも、相変わらず目を離してしまうのか？

　最初の疑問の答えとして、ストロークの習慣的な使い方の方向性が間違っていると考えるのは妥当である。第2の疑問への答えは、彼は頑固な「目的至上主義者」だということだ。達成するための手段を十分に考えず、直接目的のために努力する。彼の目的は上手なストロークをすることだが、その目的を実現するのに必要な、自分のメカニズムの適切な使い方を考えない。間違った目の使い方を含めて、習慣的な誤った使い方を用い、結果的に下手なストロークをする。そして失敗すればするほど、動揺してしまう。

　彼の習慣的なメカニズムの使い方は、方向性が間違っているのに彼にとっては繰り返し「正しいと感じ」られてきたのに対し、ボールから目を離さない新しい使い方は「間違っていると感じ」られる。実際、どんな感覚刺激も、古い間違った使い方に付随するおなじみの感覚経験を繰り返すよう人を駆り立て、ボールを見ようとする意志という「精神的」刺激に勝る。

　目的を達成するのに「正しいと感じる」ことを望む欲求の根源は、生まれつきの本能的なものであるのに対し、上手なストロークをしたいという欲求は新しくて未熟だ。教師の指導を実行したいという、まだ比較的新しい欲求の重みが低いのは、第1に、その刺激は内から来るものではないからであり、第2に、習慣的な間違っ

た使い方と矛盾するからである。教師にしたがいたい欲求が強ければ強いほど、彼の集中は強く、結果として筋肉が緊張し、成功の可能性は低くなる。

「ボールから目を離すな」と生徒に指導していることから、教師は表面的な失敗に気づいていても、有機体全体についての根本的な間違った使い方に気づいていないことがわかる。したがって、彼の診断は不十分である。

ゴルファーのものに似た使い方の方向間違いは、あらゆる場面で見つかるはずだ。書くときに指をひどくこわばらせ、腕を不必要に動かし、顔までゆがめる人、読んだり歌ったり話したりするときに口から息を「吸い込む」人、特別な努力をするときに首の筋肉を緊張させるアスリート。こういう例はすべて、メカニズムの使い方が目的に最適のものとかけ離れている。方向性が間違っているとメカニズムの使い方を誤るが、方向性が正しければ、結果として有機体はきちんと使われ、効果的な統合が生まれる。

ゴルファーの教師が有機体の統合性という考えにこだわれば、失敗を部分的な不調ではなく、メカニズムの習慣的な使い方の方向性間違いと診断して、ボールをじっと見るように生徒に言うような、単に部分的な指導では問題を解決できないことがわかるだろう。

プライマリーコントロール（故マグナス教授が「セントラルコントロール」と呼んだ）は、メカニズムすべての働きを統率するものであり、体のほかの部分の使い方に関与する頭と首の使い方で決まる。アレクサンダー・テクニークの教師は、誤った習慣的使い方につながっている本能的な方向性間違いを抑制することを生徒が覚えたら、このプライマリーコントロールの確立に向けた基本的な方向性を与え始める。すると生徒は、教師が関連する活動を手技で施す間、この方向性を発する。これを繰り返すことによって、生徒は新しくて正しい使い方の経験に慣れ親しむ。同様に、生徒は二次的な次の方向づけを発するが、同時に、教師が関連する活動を施す間、前の方向づけも続けなくてはならない。

慣れ親しむまでプロセスを続けて繰り返すと、生徒は新たなきちんとした使い方ができるようになり、それにともなって全身の機能が改善し、部分的な不調が消える。ゴルファーはボールから目を離さずにいられるようになる。

目的至上主義者の手段の問題

　これはとても長いプロセスに思えるが、まずい使い方が変わるまでは、目的達成のための正しい手段を自覚しているときでさえ、生徒は目的をすぐに達成したいという欲求を抑制できないことがわかっている。

　まずい使い方と機能が一定段階に達すると、「目的至上主義」の習慣は、いかなる指導手法からであれ何かを得ようとする試みすべてにおいて、妨害要因であることがわかる。運動競技、体育、リズム教育、ダンス、歌のような分野の指導は、通常、この「目的至上主義」を奨励する傾向がある。「目的至上主義」を根絶する唯一の方法は、これまでの段落で述べられてきた技法を採用することである。

　生徒の主要な問題の1つは、この理論を「頭で」理解したらすぐ、苦もなく実践できると思い込むことだ。しかし実際には、当てにならない感覚認識のせいで正しいと感じてしまうので、習慣的な間違った使い方が根強く残る。

　定着した「目的至上主義」の習慣を変えるつもりなら、生徒は刺激に反応しないようにし、そのうえで、教師が手技によって施す新しい動作が慣れ親しんだものに感じられるようになるまで、新たな正しい方向性を発する経験をしなくてはならない。そうすれば感覚認識を改善することができ、最終的に新しい基準が自己のなかにできあがり、それを用いて生徒は自分の機能がどの程度正しいのかをしだいに自覚するようになる。同時に刺激に対する反応が改善され、習慣のコントロールが全体的に向上する。

4 吃音症

　ゴルファーに続く2番目の実例として、発話に障害のある男性が取り上げられている。彼は発話の専門家による訓練を受け、その訓練そのものはかなりうまくいったが、ふだんの発話では相変わらず吃音がひどかった。

　アレクサンダーにはすぐに、彼全体の使い方が著しくひどい状態にあることがわかった。彼の歩き方とすわり方、舌と唇の使い方が間違っており、頭が喉頭を過度に押し下げ、顔と首の筋肉を緊張させていた。アレクサンダーは彼に、吃音は体全体の間違った働き方の症状だと教え、自分の経験では、他の吃音症の人たちも舌と唇だけでなく、体のさまざまな部位も「つっかえる」のだと指摘した。アレクサンダーはこの男性に、この全身の間違った使い方を正す基礎に取り組む覚悟がないのなら、彼を生徒とすることはできないと話し、男性はその取り組みに同意した。

　吃音症は、心身メカニズム全体の使い方の間違った方向性から生じるきわめて興味深い症状の1つである。吃音症の人は、習慣的な間違った方向性をきちんとした方向性に変える必要があり、その新しい方向性にともなう新しい改善された使い方が本人のなかに築かれ確立されてはじめて、発話の問題を克服するのに実践的に用いることができるのだ。

　この生徒は、間違った習慣的使い方の顕著な症状を教えられたが、とくに、話そうとするときに体全体に生じる過剰な筋肉の緊張を示された。話そうと「思うほど」、この緊張がひどくなるのだ。

　アレクサンダーはこの男性に、習慣的な使い方のせいで、**自分が話せると感じる**量の緊張を生み出すまで話し出せないのが彼の癖になっている、と話した。それはつまり、彼が習慣的に話すときに用いる緊張の量を、彼の感覚認識が「正しい」と記録しているのだ。しかし残念ながら、その「正しいと感じる」量は、彼の習慣的な間違った使い方にともなう不必要な量であり、そのため彼は、自分が

第4章 吃音症

信頼していた「感じ」は当てにならないことを認めるように求められた。彼は発話に必要な正しい緊張の量を、経験したことがなかったので知ることができなかったようだ。もっと少ない筋肉の緊張で話せると彼を説得する唯一の方法は、その慣れない経験を彼にさせることだった。

自分のメカニズムの新しい使い方を意識して方向づけ、この意識的な方向づけを続けながら、発話にかかわるメカニズムを最適な方法で使う経験をさせるために、前章のゴルファーに使われたのと同じ手順が用いられた。（1）間違った習慣的な使い方を抑制すること、（2）使い方の改善につながるプライマリーコントロールを用いること、という方向性を与えられたのだ。そのあと、アレクサンダーがこの方向性に一致する新しい感覚経験を手技によって与えるあいだ、その方向性を発するように言われた。感覚認識の信頼性を回復するためである。

この手順は、とくにトラブルになっていた単語や子音の発話に新しい「手段」を用いようとする未知の経験に、彼が十分に慣れるまで繰り返された。

この生徒は頑固な「目的至上主義者」だった。言葉を言うよう促す刺激への反応を、時間をかけてよく考えて新しい方向性を用いるまで、必ず抑制するように繰り返し言われたにもかかわらず、難しい言葉を言い始める重要な瞬間に、直接目的を達成しようとして、「正しいと感じる」方法でその言葉を言おうとした。「正しいと感じ」ようと、直接目的を達成しようとする習慣は、彼の吃音症を「治療」しようとした以前の教師たちによって、異常なレベルにまで強化されていたのだ。その教師たちは、「T」と「D」を発音するときの舌と唇の使い方がよくないと認識して、この子音で始まる言葉を発音するときの唇と舌の訓練を実践するように彼を指導した。これでは、習慣的な使い方をするように駆り立てることになり、その不調がひどくなるばかりである。その訓練を始めたとたん、彼はとくに唇と頬と舌を過剰に緊張させるようになり、舌が目的のために最善の姿勢になる前に、「T」や「D」を言おうとした。そして試みのほとんどが失敗したという事実で、自信がさらに低下したのだ。

確認できる限り、吃音症の「治療」はすべて同じ目的至上主義原理にもとづいており、そのような手法で人の吃音が止まる場合もありえることは証明されているが、たいてい発話にいくらかためらいが残り、筋肉が緊張する有害な状態がまだはっ

83

きり見られる。一部の選ばれた症状を取り除いても、ほかの症状を残したり、新たな望まれない症状を生じさせたりする「治療法」を認めることはできない。部分的な「治療法」は数が多いにもかかわらず、用いても人間有機体内のトラブルが増えているように思えるのはなぜか、理由は明らかである。

　有機体のあらゆる部位の使い方には基本的バランスがあって、特定の部位を使うと他の部位に影響がおよぶことを、覚えておかなくてはならない。ある部位の使い方に弱点が認められ、全体を変えずにそれを変えようとすると、習慣的な基本バランスが脅かされる。刺激に対する昔からの「目的至上主義」の反応が持続して、なんの変化も起こらないか、あるいは、他の部位の使い方が邪魔されて変化が起きれば、さまざまな部位の使い方の基本バランスが脅かされ、新しい不調が生じる。

　例の吃音症の生徒は、訓練が実は弱点を悪化させていると教えられ、舌と唇の正しい使い方を覚えて、この使い方に必要な方向性を発する一方で、新しい全体的な使い方のプライマリーコントロールをする方向づけを続けることができるようになるまで、「T」や「D」を言う刺激に反応するのをまず拒否しなくてはならないと、念を押された。残念ながら、彼はこのことを理解していたにもかかわらず、話すときに抑制するのを忘れて昔の反応にもどるか、抑制して新しい「手段」を用いることを覚えている場合でも、音を繰り返す努力をしなかった。過剰な量の筋緊張を感じるまで、自分は話すことができないのだと考えるようになっていたのだ。

　この問題と取り組むために、彼は刺激を与えられてそれに反応しないようにする経験を、何度も何度もさせられたが、その一方で教師は、舌と唇の使い方をはじめとする新しい感覚経験を、彼のために繰り返した。

　この方法によって、彼は十分な経験を積んでいき、難しい子音を発音するのに新しい使い方を用いられるようになった。さらに重要なこととして、彼は、「身体的」と「精神的」両方の活動すべてにおいて、自分の反応を同じように抑制してコントロールできることを学んだ。意識的行動のコントロールを身につけたのだ。

　（これとの関連で興味深いのは、以前は短気を起こす傾向があったある生徒が、アレクサンダーのレッスンを受けてからは、そのような問題を起こさなくなったことだ。使い方が変われば、有機体全体の状態も変わり、昔の反応は手段がもうな

84

いので起こりえない。昔ながらの習慣的な反射行動は変化して再発しない）。

吃音症の生徒はアレクサンダーに、以前断つことに成功した喫煙の習慣より吃音の癖のほうが、なぜこれほど克服が難しいのかと尋ねた。そして、2つの習慣が起こす問題はまったく異なるのだと教えられた。

禁煙が日常生活に必要な活動を妨げることはない。1本のタバコが次のタバコへの刺激として作用するので、喫煙者は1回喫煙を自制するたびに連鎖の輪を断ち切っている。

それに比べて吃音症の人は、話すことを控えることはできない。仲間との日常的な交流をそれに頼っているからだ。話すたびに、慣れている間違った使い方にはまってしまいがちである。発話を促す刺激は、喫煙への刺激と同じようには避けられないので、吃音の習慣にはもっと根本的な形のコントロールが求められる。メカニズム全体のきちんとした使い方が必要である。なぜなら舌と唇のきちんとした使い方も、呼吸や発声の器官のコントロールも、それに依存しているからだ。したがって、吃音症の人みんなに見られる全身の使い方のまずさは、この習慣を克服するのに手強い障害になる。

しかし喫煙にそのような高い水準の使い方は不要で、ヘビースモーカーにはしばしばまずい状態が見られても、克服しようとしている習慣を防ぐことにそれほど影響をおよぼさない。さらに、喫煙の習慣は欲求を満たすために身につくのに対し、吃音の習慣は日常生活に用いられる習慣的なメカニズムの一部になっている。したがって、喫煙の習慣は比較的表面的であり、克服が容易である。

そういうわけで、例の生徒が喫煙を自力でやめられたのに、吃音の習慣のほうは、新しい使い方を指示するのに必要な「手段」を与えられる教師の助けなしには克服できなかったのである。

5 診断と医学訓練

　長年にわたって、医師は患者をアレクサンダーのもとに送っている。全身の使い方の**状態**が機能に与える影響を評価する経験が豊富だからだ。以前、狭心症や癲癇、運動失調、関節リウマチ、坐骨神経痛、ポリオ、いわゆる神経障害や精神障害、声や喉の問題、扁平足、吃音症というような、幅広いさまざまな問題として診断され、治療されてきた症例もあった。アレクサンダーは彼らを患者としてではなく、生徒として受け入れている。なぜなら、全身の機能不全とのつながりを切り離した病気や不調には興味がないからだ。前述の症例どれにも、心身メカニズムの機能不全と有害な使い方があった。

　同様の有害な状態は、鬱病、倦怠感、あやふやな記憶、過剰な興奮のようないわゆる精神障害や、不眠、消化不良、霜焼けのような、もっと「身体的」な症状とされるものにも見られる。

　害をおよぼすような使い方の状態が見られる症例すべてにおいて、感覚認識も信頼できない。そうした症例はすべて、メカニズムの使い方と機能の水準に緊密なつながりを示している。なぜなら、まずい使い方には必然的に呼吸と循環の障害、腹部内臓の下垂、さまざまな器官の不活発、過剰で場所を誤った圧力、収縮と硬直がともない、そのすべてが病気に対する有機体の抵抗力を下げるからだ。

　病気がすでに診断されている場合、それが意味する機能不全はつねに、全身のまずい使い方にともなうものである。

　全身の機能不全は病気の素因となるので、このことに触れずに行なわれる診断と治療は、障害の素因をそのまま放置している。

　（1）問題の直接的原因（たとえば侵入する細菌）だけでなく、細菌に対する患者の抵抗力を弱める習慣的な間違った使い方によって引き起こされる障害も検討せずには、診断は完了しない。

（2） 医学部のカリキュラムには、人間のメカニズムの使い方をどう方向づける
　　かに関する知識の訓練がなく、使い方の方向性間違いと機能低下の関係
　　を認識していないので、医師による推論はどれも不完全な前提にもとづい
　　ており、結果としてその価値は限定的である。

（3） したがって患者が用いている使い方を判断し、そこから推論できるように
　　なるために、医師には自分自身のメカニズムをきちんと使う訓練が不可欠
　　である。

　患者に行なわれる検査の結果は、どうしても患者のメカニズムの習慣的な使い
方に影響されることになる。使い方の状態がきちんとしていない人への検査の結
果は、同じ人の状態が改善されたときに同じ検査をしたときと、大きく変化する。

　アレクサンダーは、呼吸に問題を抱える患者の例を引用しているが、それは間
違った使い方の極端な例で、胸部の収縮と不動、喉頭の押し下げ、息を止める
傾向、害をおよぼす猫背をともなっていた。患者に対して最初はふつうの姿勢で
聴診が行なわれた。そのあとアレクサンダーが使い方の状態を変え、その新しい
状態を一時的に維持しながら再検査すると、結果はまったくちがった。この患者は
アレクサンダーのもとに生徒として来て、満足のいく結果を得られたのである。

　医師の能力は治療の分野より予防の分野のほうが劣っている。なぜなら、きち
んとした使い方か全身の健康水準の維持におよぼす影響を認識していないからだ。

　たとえば、潜在的な危ない傾向がないことを確認したい両親が、子どもを医者
に連れて行く。治療を必要とするような症状や傾向が見つからないと、医者はそ
の子どもに健康証明書を与える。医者は使い方がまずい状態を探さない。という
のも、その存在に気づいてもいないし、それを見てもわからないからだ。したがっ
て医者は使い方の状態を検査せずにすます可能性があり、もしそれが悪化すれば、
やがて全身の機能水準と病気への抵抗力の低下につながるおそれがある。

　狭心症をわずらい、診察のためにアレクサンダーを訪れた医者の例は、使い方
と機能の緊密な関係を示している。彼はひどく間違った使い方をしていて、それ
が全身の機能、とくに呼吸系、循環系、消化系（狭心症の症例で必ず見つかる
組み合わせ）に有害な影響をおよぼしていることがわかった。アレクサンダーは彼
に、使い方をもっときちんとした状態に変えなくてはならないと説明した。このプロ

セスのあいだに体の自由を奪うほどの症状はしだいに消えて、最終的に彼は仕事に復帰して、ゴルフをすることもできるようになった。

　医者で生徒だったこの人物はアレクサンダーの仕事を、「人類初の臨床生理学」だと表現した。

　1926年、医師のドーソン卿は下院で『診断と医学部カリキュラム』をテーマに演説した。3月6日の〈ランセット〉誌によると、次のように述べている。

　「治療に必要な準備は、病気の……原因と診断の知識だった。体（の一部だけでなく）全体の何が悪いかを知らずに病気を治療する試みは、確かに愚かな行為であり、そのような知識を得るためには、注意深く体系化された訓練が必要である。……こうした訓練を数年にわたって受け、病気とその診断の性質を研究してはじめて、人は独立した開業医として認められるべきである。……人はみな、より早く、より治療可能な段階で病気をコントロールしようとしており、したがって診断は最高に重要だった」

　病気の原因に気づけば、それにうまく対処するチャンスはあり、機能がきちんと働けば、有機体の各部位が病気になる傾向が弱まることは明らかだ。病気と機能不調のつながりは全身のものとして認識されるべきであり、さらに、病気と関連する機能不調はつねに、望ましくない全身の使い方と関連している。有機体を全体として改善するプロセスでは、病気の部分的な症状が消える傾向にある。

　体全体の何が悪いかを知らずに病気を治療しようとするのは愚かだという点で、アレクサンダーはドーソン卿に同意している。しかし、現在の医学訓練が学生にこの知識を与えているとドーソン卿が示唆しているのに対し、アレクサンダーの主張によると、その訓練では、医療の専門家がメカニズムの習慣的な間違った使い方を診断することも、間違いを正してきちんとした使い方を確立することによってその診断をフォローすることも、できるようにならない。

　この診断と治療の手法が、従来の医学的手法とは根本的に異なることは明らかだ。従来の手法は、局所的症状の原因を特定の障害までたどり、そのうえでその障害を部分的に治療するものであり、この治療では、部分的な症状はなくなるかもしれないし、なくなることも多いが、そのような症状と関連する機能不調や全身の間違った使い方には影響がおよばない。高じれば全身の健康水準を低下させる状態はそのまま放置され、元の病気が再発するか、あるいはもっと深刻なトラブルが

第 5 章 診断と医学訓練

生じる。

　したがって、間違った使い方を見つけて正す訓練を受けていない人は、体全体の何が悪いのかを診断することも、それを機能する統合体として治療することもできず、医学の研究と病気の治療にはそのような技法が入っていないので、ドーソン卿が擁護する訓練は学生に必要な教育を与えられない、とアレクサンダーは主張している。

　感覚認識はたいてい誤っていて、それに応じて人間有機体の使い方の方向性間違いが増えていることを、医療の世界が認識したことはない。人間が刺激に対してどう反応するかは、本人の使い方で決まるものであり、感覚認識の信頼性が低下するのに比例して、人間の反応もまずくなる。

　昨今、ほとんどの人は、反応をきちんとコントロールするための高水準の感覚認識を養うのに、多かれ少なかれ手助けを必要としており、このことは一般人と同じくらい医師にも当てはまる。たとえば、数人の医師が意見を求められる裁判で、彼らの意見が大きく分かれることがあまりに多く、法廷で示される医学的証拠には、同じ医学訓練を受けた人たちの診断が驚くほど異なる例もある。故ジェイムズ・マッケンジー卿がセントアンドルーズ臨床研究所による調査の結果から、人間の病の70パーセントはまだ特定されないと知ったことは、記憶に残るだろう。

　診断の効率のために、医師には高水準の感覚観察と感覚認識だけでなく、現象をつなぎ合わせて確実な判断を下す能力と、よく知らない状況があるなかでとくに広い視野をもつ能力も必要である。したがって、感覚メカニズムの信頼性と、よく知らない刺激に対する本能的反応をコントロールする能力が必要である

　この必要を満たすには、メカニズムの使い方の意識的な方向性を構築し、それに応じて機能と反応の水準を上げるしかない。

　自分が意識的に方向づけている新しい使い方の実際の感覚経験を、教師の手技によって与えられるということは、感覚の信頼性がだんだんと確実に養われるということであり、そして次に、この経験にかかわる新しい使い方を、習慣的な本能的欲求を意識的に抑制するまで用いられないということは、刺激に対する本能的反応をだんだん理性的にコントロールできるようになるということだ。

　この技法は治療より教育にかかわるものだが、医学訓練に組み込まれるべきである。医学部生が自分のメカニズムの使い方を意識的に方向づけるやり方を教わ

89

れば、感覚認識の水準が上がり、そのおかげで彼は他人の不調を診断することができるだろう。さらに、不調を治療するにあたって、単に部分的な治療法を用いる代わりに、使い方の合理的な方向性を回復し維持することによってメカニズム全体の満足いく水準が達成されると知る。

ある状況では、便宜上の理由で部分的な症状を治療する必要があるかもしれないが、人間有機体の分かちがたい統合性にもとづいた技法を身につければ、学生は、自分の知識を患者の要求に応用するアレクサンダーが「ジェネラリスト」と呼ぶものにも、患者に自己のきちんとした使い方を確立するよう教える教育者にもなれる。そういう学生は、部分的な症状を全身のメカニズムの相互作用に対する干渉と結びつけ、部分的な障害をともなう習慣的な間違った使い方を改善することによって、そのような問題を正すだろう。患者に使い方の改善を教えることで、古い不調の再発や新しい不調の発生を防ぐ。

アレクサンダーはこの点を 3 つの事例をとり上げて説明している。[*2]

彼の技法は、注意散漫や観察力の欠如、過剰な興奮、チック、爪噛み、怒りをコントロールできないこと、過敏性など、いわゆる「神経的」または「精神的」な問題に適用されるのかと、アレクサンダーは尋ねられたことがある。

こうした問題を抱える人々が望ましい変化だと思えるものを自分自身に起こせないということは、この目的達成を促す刺激への反応がまずいことを示しており、彼らの症例は、ボールから目を離してしまうゴルファーや、話したいときに話せない吃音症の人と同じレベルにあることがわかる。

どんな症例にも合致する、満足のいく反応の一般的定義をできる人はいないが、自分がやるべき正しいことだと推論したことをやるのに成功したら、それは満足のいくものだと考えていいだろう。私たちが気にするのは、どんな場合にも当てはまる善悪の固定的な基準ではない。なぜなら基準は相対的なものであり、個人の考えや状況に左右されるからだ。ある時期のある民族が正しいと考える行動は、たいてい他の時期の他の民族には非難される。

しかし自己の使い方に関する限り、一般的に受け入れられる基準がある。ある種の使い方は、きちんとした機能および全身の健康と幸福をともなうことが実証で

※2 ここでは「3つの事例」は省略されている。

きるからだ。そのような使い方が「正しい」と考えるのがもっともであることは間違いない。これは「正しさ」の固定的な基準ではなく、その状況に応じた相対的なものである。さらに、この使い方を身につける経験は、人に判断基準を与える。その人は刺激に対する最善の反応について決定する必要性を通じて、相対的な価値も理解するようになる。この理解は、状況が複雑に変化していく現代生活において「精神的」「身体的」両方の活動に役立つ。

　人が自分自身を改善できない理由は、何が「目的にとって正しい」かについての有効な基準がないことにある。自分の目的のために、慣れていると感じる習慣的な間違った使い方をすることしかできず、そのため彼らの努力はつねに、昔ながらの間違った方向に向けられることになる。

　この問題に対処するためには、本能的反応を抑制し、それを論理的思考プロセスに置き換える技法を応用しなくてはならない。その方法によって、より高い水準の感覚意識を養うことになるので、活動や印象に適用する基準を**自分自身の内部に**もつことになる。

　このプロセスにおける抑制の重要性を強調しなくてはならない。というのも、「目的至上主義」の習慣を阻止するには、正しい「手段」を考え出すプロセスと連携させなくてはならないからだ。アレクサンダー自身の場合、**抑制し続け**られないことが、朗読で新しい手段を用いるうえでの障害だった。同様に、ゴルファーや吃音症の人は新しい手段を示されても、なじみの使い方で目的をすぐに達成しようとする刺激に、抵抗することができなかった。

　そういうわけで、自分のなかの何かを変えたい人はみな、どんな刺激に対してもすぐに反応するのを抑制することを、人生の原則にしなくてはならず、使い方の新しい方向性を用いるあいだも、この**抑制を続け**なくてはならない。するとやがて、この意識的な使い方の方向性が、より正確な感覚認識をともなうことがわかる。

　当てにならない感覚認識が全身の間違った使い方を引き起こしている場合、特定の刺激が、実際に起こる反応とはまったく異なる反応を感覚に記録させる可能性がある。

この事実も、人間の感覚プロセスがますます当てにならなくなっていることも実証できるので、天文学者のアーサー・エディントン卿による以下の警告はとくに興味深い。

> 　「科学と宗教」についての講演——ジェラルド・ハウ社（ロンドン）
> 　「私は**経験**をおおいに強調してきたが、それにあたって現代物理学の命じるところにしたがっている。しかし私は、あらゆる経験を額面どおりに受け取るべきではないと言いたい。錯覚のようなものもあるので、私たちはだまされないようにしなくてはならない。宗教経験の意味へと深く入り込もうとすると、どうやって錯覚と自己欺瞞を見つけて排除するかという、難しい問題に直面する。……論理的思考は前提からしか始まらず、私たちは議論の最初に必ず本質的な信念に立ち返らなくてはならない。物理科学の基礎にも、そのような信念がある。自分自身の信念の妥当性を試す自己批判力が自分の内にあることも認めなければ、私たちは無力である……」

　しかし、ただだまされないようにするだけでは、アーサー・エディントン卿が提起した問題は解決されない。誰にとっても、試みの出発点はやろうとしていることを自分はできるのだという信念であり、この信念は感覚を通じて受け取った印象にもとづいている。その妥当性は感覚の機能次第であり、それが不十分であれば、私たちが「試み」ようとする刺激に対して記録される反応は、実際に起こったものと異なるかもしれない。私たちはみな、どんな場合に感覚が間違った「身体的」または「精神的」な印象を記録するかを知っている。新聞は毎日、間違った印象が間違った判断を導いている証拠を掲載している。

　人間は発達の過程で「心」と「魂」と「体」の潜在力を養うことは必要だと考えてきたのに、それらが現われる感覚プロセスを十分な状態に維持する必要性をわかっていないのは、奇妙に思える。結果として、人間の努力は方向性を誤り、その間違いを正そうと「試す」とき、基準になるものは最初の間違いにつながった間違った知覚しかない。

　したがって私たちは、経験を伝えるメカニズムがきちんと機能しているかどうかを

92

第 5 章 診断と医学訓練

最初に確認せずに、感覚経験にもとづいた考えや判断や信念を根拠に活動することの危険を、理解しなくてはならない。

『自己の使い方』は、どうすればメカニズムを大きく改善して、自己評価の基準を確かなものにできるのかを示している。この技法を実践している人たちは、自分の感覚観察の妥当性を継続的に検証できるとわかっている。なぜなら、意識的に方向性を発するあいだはずっと、昔ながらの本能的な使い方にもどっているかどうか、意識し続けなくてはならないからだ。彼らは「活動しながら考える」ことを、自分自身の使い方の新しい感覚観察と結びつけられることを知っている。

成長中の世代がもっと妥当な自己判断の基準を手に入れられるように、アレクサンダー・テクニークを教育プランの基本にすれば、偏見、群れ本能、過剰な「自己決定」、競争意識として現れる本能的な反応を、やがては合理的な反応に置き換えることにつながるのではないだろうか?本能的な反応は今までのところ、全人類の友好と地球上の平和を実現しようとする努力をぶち壊している。

(『自己の使い方』は、アレクサンダー・テクニークの教師向け研修コースを説明する付録と、このコースを受けようとする生徒にあてた公開書簡で締めくくられている)[3]。

※3 付録はここでは省略されている。

第4部
生き方の普遍定数

1	使い方がおよぼす一定の影響
2	使い方がおよぼす一定の影響 と診断および病気
3	英国医師会体育委員会 の報告書の論評
4	予防の方法
5	使い方の持続的影響と変化
6	生理学と生理学者
7	「全体としての人間」理論とその実践
8	整骨医の考える新しい技法
9	新しい方法での原理のテスト
10	原理に対する新しいパターンと努力
11	生き方の愚かさ
12	止め方を知る

最新の論評

　アレクサンダーによるこの新作には、彼の仕事をおおいに助けてくれた人たちのリストと、最新の論評4件が示されている。

ピーター・マクドナルド医師、英国医師会代表団会長

　「F・M・アレクサンダーの著書は新しい哲学を示しており、……すべての教育はその哲学にもとづくべきである。……病気と病気の影響は、彼が教える技法を実行することによって取り除くことができる。あらゆるリハビリは彼の技法をもとにするべきだ」

ジョン・シャーレー、文学修士（オクスフォード大）、博士（ロンドン大）、芸術協会会員、カンタベリー大聖堂上級司祭、カンタベリー市キングズ・スクール校長

　「彼の考え方が科学的に正しいことは確かであり、私に言わせれば、全国の学校で彼の手法を採用できないのは悲劇である」

ピーター・マクドナルド・リットン伯爵、医師。デイム・キャロライン・ハスレット。R・スタフォード・クリップス卿。A・ラッグ＝ガン、英国外科医師会会員。J・E・R・マクドナー、英国外科医師会会員。

　「私たちは何年も前からアレクサンダーの業績を知っており、その恩恵を受けてきた。彼は私たちの助言にしたがって、彼の技法の教師を訓練するための学校をペンヒル・ハウスに設立した。戦争中、この学校はアメリカに移されたが、できるだけ早急にイギリスにもどすことは、この国にとって喫緊の問題だというのが、私たちの考えである。アレクサンダーの著作を研究した人たち、とくに彼の技法を身をもって経験したことのある人たちにはわかることだが、教師としてであれ医者としてであれ、人間の活動における心身の相互関係に取り組まなくてはならない人々の思考と実践に、彼は完璧な革命を起こしたのだ」

96

論評─F・マサイアス・アレクサンダーの教育手法

G・E・コギル教授、『生体構造と行動の問題』著者

「人の体を扱うアレクサンダーの実践法は、3つの確立された生物学的原理にもとづいている。(1)特定の機能を実行するのに有機体全体が統合する原理、(2)姿勢を決める1要因としての固有受容性感覚の原理、(3)筋肉運動を決める際の姿勢の一義的重要性。これらの原理は、私が40年にわたって胚形成期および幼生期のアンビストーマ(トカゲの一種)を解剖学的・生理学的に研究することで確立したものであり、他の脊椎動物にも当てはまるようだ」

「有機体は可動または不動の状態にある。深い眠りについているとき、内蔵や循環や呼吸などの機能は可動状態だが、体の動きについては不動の状態にある。可動状態のとき、個体全体が『結集』(統合)される。つまり1つの単位として一定のパターンにしたがって動く。そして有機体は行動の2段階、すなわち姿勢と運動のどちらかにある。姿勢は比較的静的で、運動は空間を移動する。典型的な現れ方であれば、この2つの段階ははっきり分かれている。姿勢をとっているときの個体は、一定のパターンにしたがって運動のために結集(統合)され、運動するときにそのパターンが実行されている。姿勢は行動の前触れであり、その基本と見なされなくてはならない。姿勢をとっているときも運動しているときと同じように、個体は真に行動的なのだ」

「アレクサンダーの業績は、心身メカニズムの働きが人間有機体の全体的機能に与える影響の本質に関係している。彼の技法は、全体の状態がすでに心身メカニズムの働きに最適になっている人ではそれを維持する助けとして、またこの働きが害になりうるとわかっている場合には全体の状態を変えて改善する助けとして、発展してきたのである」

「彼はさらに、固有受容系は意識的にコントロールできて、正しい姿勢をとるようメカニズムを働かせる(使う)筋肉活動の刺激を、運動中枢に伝えるように教育することができるという、非常に重要な心理学原理を実証した」

コギル教授はアンビストーマに関する自身の研究を要約し、最初に起こる四肢の姿勢反応は総合的な反応であり、その感覚因子は固有受容系の中にあって、刺激はすべて有機体内で生じることを実証している。泳いだり歩いたり食べたりする

ようになるのに、動きに対応する特定の筋肉パターンが生まれる前、かなりの期間、周期的に適切な姿勢がとられるのだ。

「これはアレクサンダーが彼の再教育手法で実践する運動の単純な基礎である。というのも、彼は卓越した教育者である。体を自然に使うことによって、その機能を回復しようとするのだ。これを行なう彼の手法は独創的でユニークであり、長年にわたる経験と徹底した研究にもとづいている。ところが、すばらしい結果を出しているにもかかわらず、その手法が十分に説明されることはほとんどない」

「人はふつう、イスにすわっている姿勢から立ち上がることは単純なプロセスであり、大人は誰でも完璧に理解していると考える。しかしこの行動パターンは自然ではない。人間という種の発達においては、かなり最近、イスという衛生的だが趣味の悪い制度の発明とともに、私たちの行動に導入された。原始人は地面にすわるか、あるいはしゃがんでいたわけで、これは下腿伸筋の伸張と大腿部の外転を必要とする姿勢である。イスの習慣的使用は伸筋の伸張を妨げ、大腿部を内転させる傾向があり、極端な場合は両脚を交差させる。この不自然な姿勢は反射反応を刺激する傾向にあり、その反応は立ち上がるときの全身の正常なパターンに対抗する」

「これが理論以上のものであることを、アレクサンダーはレッスン中に丁寧な指導で実証してくれた。彼のおかげで私は、首と背中の筋肉の間違った方向性を防ぎ、体や四肢に対する頭と首の相対的位置関係が良くなる筋肉を使うことができるようになり、大腿部が外転姿勢になった。これで私の体と四肢全体の筋肉その他の状態が変化し、立ち上がる動作のための行動パターンが（全体的パターンと一致する）自然なものになった」

「私の脳が指示メッセージを発することに専念するように手順全体が計算されており、そのおかげで私は、関係する反射メカニズムの固有受容性要素を意識的にコントロールできるようになった」

「脊椎動物の運動機能には2つのパターンがある。歩行を確立する全体パターンと、運動が生じる外面に作用する部分パターン（反射）である。反射が全体パターンと調和する可能性もあって、それが自然であり、その場合は全体パターン（歩行）のメカニズムを促進する。あるいは、習慣の力が強いと、多かれ少なかれ全体パター

ンと対立する。後者の場合、運動が非効率になる。すわったり立ったり歩いたりするとき、不適切な反射メカニズムが習慣的に使われて神経系に葛藤が生じ、この葛藤はさまざまな病気を招く疲労や神経の緊張の原因となる。アレクサンダーは、受け継がれてきた生得の全体パターンと、個人的に養われる反射メカニズムの間のこの葛藤を和らげることによって、神経系のエネルギーを保存し、ひいては姿勢の問題だけでなく、普通は姿勢のものと認識されないさまざまな病態も改善する」

「これが矯正の原理であり、個人が自分のために学ぶもので、全体としての自己の働きである。この原理は、有機体全体の営みにとって良くも悪くも、器官のシステム1つだけがかかわる身体鍛錬の体系ではない。アレクサンダーの手法は、全体としての個人、自己を活性化する媒体としての個人を、しっかり把握する。彼は反射のメカニズムを再調整・再教育し、その習慣を有機体全体の機能との正常な関係に組み入れる」

「彼の手法は完全に科学的であり、教育的に健全なものであると私は考える」

前書き（1941 年）

アレクサンダーは、ある時点で人が起こす反応の性質がその人の行動の性質を決めるという事実に、自分はつねに興味を抱いてきたことを思い起こし、自分のこの最新作に対する読者の反応はどうだろうと自問している。

自分のテーマは、急成長した人間行動の分野における独自の経験の結果であり、この本は明確な設計図どおりにつくられたものでないことを、アレクサンダーは強調している。そして、友人の助けを借りて、自分が書いたことを明確かつ簡潔にする試みに多くの時間をかけたが、自分はよく文が長いと非難されることを指摘している。アレクサンダーの主張によると、間接的手法がかかわる統合事象についての考えや経験を教えるために、協調のとれた不可分の全体という概念を伝える文は、長くならざるをえない。

彼は読者に、実践で応用し、全体的機能の水準を向上させることができるかどうかを根拠に、自分の技法を独自で評価してほしいと言っている。

新版（1946 年）の前書き

　アレクサンダーは、自分の技法が理解され受け入れられるようになったことを示す、手紙や記事に感謝している。その書き手たちは、彼の教えを実践することができたのだ。

　自己の使い方の変化は、人間の反応のコントロールを恒久的に改善しようとする努力が成功するためには必須であり、したがって国内および国際的な協力と親善にとっても不可欠である。人間が反応を根本的に変えられない原因はおもに、試みの土台となっている不自然で非科学的な概念である。人は「精神」と「心」と「体」を分けて考え、研究分野を解剖学、生理学、心理学に区分してきた。

　変化を起こすには慣れない手順を用いる必要がある。しかし、採用される手順が習慣的なやり方にそぐわない場合に、変化を起こそうという決意を維持することができる十分な能力に恵まれている人はいない。その能力を神秘主義者はデタッチメント（超脱）と呼び、アレクサンダー・テクニークはそのデタッチメントの経験をさせることができる。

はじめに

　『自己の使い方』はアレクサンダー・テクニークの発展と応用を詳しく説明しているが、そこに書かれたことが誤解されているので、さらに進んだ本書が必要になった。書き言葉で感覚経験の知識を伝えることが難しいうえ、「身体」と「精神」を分けて考える人間の根深い習慣に対抗するという問題もある。アレクサンダーの言葉を、自分が慣れている解釈に合う意味にとらえがちな批評家もいる。アレクサンダーの研究テーマは生きている心身有機体であり、それは複雑な統合プロセスの総体なので、彼はこれまでできる限り「姿勢」、「精神状態」、「心理的コンプレックス」、「身体力学」のような用語の使用を意図的に控えてきた。こうした用語はすべて、私たちが受けてきた教育のせいで、自分自身について抱く複雑な考えにフジツボのようにしがみつく。アレクサンダーは心身有機体を単純に「自己」と呼び、「使われる」もの、「機能する」もの、「反応する」ものとして書くことを選んでいる。この単純な概念は、読者がもち込む先入観によって、不必要に複

雑にされる場合もある。

『自己の使い方』の出版以降、生物学および生理学の発見が、根本的な心身一体の原理を支持するようになっており、アレクサンダーは自分がこれまで唱道し、一貫して実践してきた原理が、人間活動のさまざまな分野の権威に認められるのを見て、おおいに喜んでいる。しかし、アレクサンダーが経験的にたどり着いた考えを再記述し、擁護している人たちの中には、そうした考えを実践に移すための技法にまったく言及しない人もいる。

現代世界の混乱と困惑の原因はおもに、唱道者の個人的な経験から生まれたものでない理論的概念が受け入れられ、広められていることにある。このことに関して、コギル教授は次のように書いている。「理論を述べることと、それを事実として実証することとはまったく別物だ。概念に科学的根拠をもたせるのは、この実証である。私自身の場合、概念は実証に耐えた。私は実証を行なってから概念を採用したのだ」

そういうわけで、本書の目的は誤解を解くこと、そして使い方と反応のコントロールとガイダンスの「一体性」を強調することであり、「全人」の概念を一貫して実践するのに必要な知識と経験を得ることの大切さに重点を置いている。

アレクサンダーの研究の実践と理論について書いている人たちでさえ、人生のどの瞬間にもどんな反応をするにも一貫して、使い方の影響は有機体の全体的機能におよぶものだと気づいていない。使い方の性質によって良くも悪くもなるこの影響は、生き方の普遍定数と言える。

人間の反応を改善するのに必要な要素を、自己の統合された働きの知識なしに理解できる望みはない。その知識があれば、この働きの障害を防いだり、そのような障害のあとに働きを回復させたりすることができる。反応を変えようと試みる前に、自己の使い方のガイダンスとコントロールのためにこれまで頼っていた、「感じ」に関係する考えや意見を排除しなくてはならない。そうした考えや意見を、新しいやり方に対する信頼につながる新しい考え方と置き換えなくてはならず、そのためには、新しいやり方を実行する際のガイダンスとコントロールの変化が必要だ。しかし、これは全く馴染みがない運動機能や、感覚経験を伴い、有機体の使い方の変化につながるので、新しいやり方を用いている間もこの信頼を貫くつもりな

ら、頭で信頼するだけでは足りない。

アレクサンダー・テクニークは、いま権威筋の支持を引きつけている考え方に対応する、きわめて重要な実践法を教える。このことを明確にするのが本書の目的である。

アレクサンダーはこう書いている。

「私の経験はいつの日か、探検家をまだ発見されていない国へと導く道しるべと認められるかもしれない。その国では、忍耐強くて観察力の鋭い開拓者に、実り多い調査の機会が無限に与えられる。私は生涯をかけてこの新しい分野を研究してきて、得られた知識は始まりにすぎないことを自覚している。しかし、私の発見を案内役としてさらなる研究をする人たちは、自己の知識は他のあらゆる知識の基本であることがわかるほど、人間の反応（行動）のコントロールに関する疑問への見解と理解が完全に変わったと気づくだろう」

1 使い方がおよぼす一定の影響

　「ジョージ・E・コギル博士は、行動はまず、最初から統合されている有機体の全体的反応として現れること、そして行動や反射の小さなパターンは、全体パターンからの個別化プロセスによって生じることを示した」（『ジョサイア・メイシー・ジュニア財団の6年（1930-36年）の評論』より）

　病気の主な原因は、日常の活動ばかりか睡眠中でさえ、自分自身を誤った有害なやり方で使い、その間違った使い方のせいで方向性を誤り、緊張し、エネルギーを浪費することである。それに対して、これまで一時しのぎの方法しか採用されなかった。なぜなら、何より病気を治すことに関心を抱いている人たちは、患者自身の心身メカニズムが果たす役割を考慮していないからだ。動作や運動で手足を使ったり道具や器具を使ったりする活動、そして想像し、推論し、理解するプロセスの活動、心身活動のこの2分野に有機体が果たす役割はどちらにも共通である。

　したがってアレクサンダーは、人間が外に表すものすべてを指すのに「心身活動」、それを可能にする手段を指すのに「心身メカニズム」という用語を使う。言語のしきたりで「精神的」という言葉を使わざるをえないとき、彼が指しているのは、完全に「身体的」ではないものとして一般に認識されているプロセスや表れであり、逆も同様である。

　人間の反応はすべて、欲求や必要性の刺激が心身メカニズムを作動させるときに起こる。したがって、どんな反応もそうしたメカニズムの特定の使い方と関係しており、その使い方はあらゆる人間活動の表れ方にたえず影響を与える。刺激が一定の使い方を起動させるが、ある程度刺激の相対的な強弱によって変わる。たとえば道具を用いて食べ物を生産する刺激、あるいは思考を用いて他人を改心さ

せる刺激、どちらにしても刺激は特定の自己の使い方を作動させる。後者の成功のほうが予測できないのは、最終的には改心させようとしている人々の反応の仕方に左右されるからであり、その反応は、彼らが新しい考えの刺激に遭遇したとき、自分をどう使うかに左右されるからである。

反応は機能と同じように、使い方に影響される。使い方、反応の仕方、そして機能の状態は緊密に関係しているので、どれか1つのコントロールが他のコントロールに左右される（アレクサンダーは、このきわめて重要なポイントが、公表されている彼の研究の評価で見過ごされていると強調している。彼によるとその理由は、既存の知識や経験を新しくてなじみのない知識と結びつけられないことにある。明白なことがしばしば見逃される理由である）

人は自己の間違った使い方を防ぐことはできるが、そのための予防策を考え出していない。なぜなら、自分の使い方が間違いや失敗であるはずがないと誤った思い込みをしているからだ。しかし、使い方は機能に継続的に影響をおよぼし、良くも悪くも影響は累積することが明らかになっている。それは一定不変の影響であって、内的または外的刺激から起こるあらゆる活動につねに干渉する傾向があり、あらゆる反応の仕方に影響する。**実のところ、習慣は定数の表れと定義できるかもしれない**。

頭と首の関係は進行中のメカニズム全体のプライマリーコントロールであるとアレクサンダーが発見したことで、使い方が全体の機能に与える影響を判断する基準が明らかになった。このプライマリーコントロールをたえず妨げれば、機能の水準が下がることになり、ひいては私たちが外界で達成できることが制限されたり、損なわれたりすることになる。この悪影響は、何か具体的な不具合の治療や軽減のために、内科的、外科的、あるいは他のどんな処置が行なわれても、作用し続ける。処置の最中も、それが終わったあとも続く。

機能の低下は活動のあらゆる領域に悪影響を与え、（算数、フランス語などの）学習、（競技や運動の指導を受ける）レクリエーション、そして（技法を獲得する）職業訓練を妨げる。

アレクサンダー・テクニークでは、プライマリーコントロールの用い方に対する障害を防ぐ間接的手法によってその人自身の使い方を変える作業が含まれる。この

第 1 章 使い方が及ぼす一定の影響

手法の成功は、使い方が全体的機能に対して良くも悪くも一定の影響を与えることとの証拠となる。

　プライマリーコントロールの存在を知ることは、使い方の影響を診断するのに不可欠である。

2 使い方がおよぼす一定の
影響と診断および病気

　アレクサンダーは、自分に患者を送ってくる医師の励ましと支持に感謝している。そして、1937 年 5 月 29 日発行の『ブリティッシュ・メディカル・ジャーナル』1137 ページに掲載された、19 人の医師が署名した手紙を引用している。

　その手紙には、いわゆる「慢性疾患」の症例においても、アレクサンダー・テクニークの生徒になった患者には、使い方とひいては機能の改善がはっきり観察されたと述べられている。「アレクサンダーは『まずい使い方は全体的機能を妨げることによって障害と疾患の素因となり』、そして医師が診断を下すとき機能に対する使い方の影響を考慮に入れなければ、患者の不具合の診断はまだ終わらないはずだ、と主張する。私たちはその主張が妥当だと確信している」。手紙は「アレクサンダーの業績によって開かれた新しい知識と経験の領域」を、医学生が勉強する科目選択に責任を負う人たちがまだ調査していないことを嘆いている。そして、アレクサンダーの業績と技法を調査する段階を踏むことを強く勧めている。手紙に署名した人たちは以下のとおり。ブルース・ポーター、J・R・コールドウェル、J・H・ディック、マンゴー・ダグラス、H・デュフェット、C・A・アンソール、W・J・グラハム、A・ラグ＝ガン、パーシー・ジェイキンス、J・カー、D・リガット、J・E・R・マクダナ、ピーター・マクドナルド、R・G・マクゴワン、アダム・モス、A・マードック、F・J・ソーン、ハロルド・ウェブ、A・H・ウィンチェスター。

　アレクサンダーはこう書いている。

　「医師はそのための訓練を受けているので、診断の分野を完全に自分のものにしていると、私は何度もうまく言いくるめられたことがある。しかし私は経験から、この考え方は妥当でないと――たぶん同じくらいうまく――言うことができる。なぜ

第 2 章 使い方がおよぼす一定の影響と診断および病気

なら、医学研究はこの分野の一部しかカバーしておらず、それどころか私に言わせれば、とくに予防のために十分な診断が必要な部分を未開拓のまま放置してきたからだ」

アレクサンダーはこれまで症例の詳細を公表することを控えてきたが、ここで、自分が自由に使える医学的証拠から引用することにしている。なぜならその証拠は、プライマリーコントロールの正しい用い方を妨げることが、健康障害をともなう有害な機能を誘発し維持する強力な要因であるという、彼の主張を裏づけるからだ。アレクサンダーは、引用した症例の多様な症状の根底には、共通の要因があることを指摘している。それは健康な望ましい状態を妨げる根本的原因、すなわち、患者が自己の使い方のプライマリーコントロールを用いるのを極度に妨げる、体の各部位の誤った方向性と誤った使い方である。これが腰椎の過度の湾曲、首や腕や脚の過度の緊張、有機体の筋肉群の過活動のような、有害な状態につながっていた。「こうした状態はすべて、あるときは伸筋に、またあるときは屈筋に、過剰に作用するので、不均衡、内臓の位置のずれ、関節や肋骨や椎骨への有害な圧力を生む傾向にあることがわかった。抗重力筋の使い方の方向性がひどく間違っていたため、この筋肉の動きが、バランスを保つのにきわめて重要な抗重力効果を弱める傾向があった。頭を動かそうとすれば必ず、有機体の他の部位の動きを伴うが、その動きは受動的になるべきである。」

アレクサンダーに送られた症例のなかには、神経衰弱、内臓下垂、狭心症、癲癇、運動失調、疼痛性チック、片頭痛、近視、吃音、鼻や咽喉の炎症、失声、呼吸器や心臓の疾患、事故による重度の障害と、診断されたものがあった。発達障害や機能障害と考えられたため、あるいは実際に精神障害と診断されたために、アレクサンダーのもとに送られた子どもや若者もいた。

引用されている症例は、骨関節炎、痙性斜頸、吃音、喘息、乗馬事故による首の損傷、疼痛性チック、坐骨神経痛、墜落事故による脚の損傷、老齢の影響である。アレクサンダーはこれらの症例を詳細に論じている。

そのうちの 1 例と関連して、すべての「行動」には、何をどうやるべきかについての考えがあるのだと、アレクサンダーは言及している。この考えに対する反応として、その行動をやることに同意するか、それともその同意を保留するか、い

ずれにせよ、私たちの反応の性質は習慣的な使い方によって決まる。慣れ親しんだ使い方をする習慣にしたがって反応し続けるかぎり、私たちは自分自身の行動によって、使い方と反応の変化を不可能にしている。この必要な変化への手がかりは、目的に直接向かいたいという習慣的欲求を抑制し、指示についての「感じ方」を信頼することである。行動を促す刺激を受けたら、その行動を実行するという同意は抑えなくてはならない。そうして習慣的な反応を抑え、使い方のプライマリーコントロールをどう用いるかを決める運動神経と筋肉メカニズムに、いつものメッセージを発しないことである。これで新しいメッセージを発する道が開ける。そのメッセージはやがて、活動中のメカニズムの新しい慣れていない使い方につながり、ひいてはプライマリーコントロールの用い方に変化を起こし、それによって間接的に習慣的な反応の仕方を変える。そのうち、この新しい反応が以前の習慣的な反応に取って代わり、同じように私たち自身の一部になり、したがって「正しいと感じる」ようになる。プライマリーコントロールの用い方を決める手段によって生まれる変化は、有機体の全体に起こり、自己の使い方を全体的に改善する。

3 英国医師会体育委員会の報告書の論評

1. 身体鍛錬の誤りと限界

　1937 年 11 月、E・ケイ・ル・フレミング医師（現在は卿）を委員長とする委員会が英国医師会から、今も昔も人気の身体鍛錬の手法を、このテーマに関係した既存の知識とともに検討するよう委託された。委員会は、その手法のいずれかが満足のいかないものであり、最近の知識の進歩を利用することによって、もっと良いものを提供できると判断したら、そうすると約束した。この委員会の報告書を読むと、委員会メンバーの考え方は、過去または現在の因習的な体育の専門家や教師のそれと違いがないことは、誰にでもわかる。新しいアイデアも独創的な提案もなく、直接的な方法で特定の部位の筋肉を発達させるという、昔ながらの考えだけだ。

　たとえば報告書はこう述べている。「これらの運動はそれぞれ特定の効果を生むことを目的として考案され、それらの効果をまとめると、望ましい身体的発達が実現する」

　委員会の提言からは、身体的努力はすべて胸部の硬直を強め、息切れを生じさせる傾向があること、そしてその結果、特定部位の筋肉を発達させるための運動を行なうと、胸部が過度に収縮してもち上がり、すでにあるかもしれない腰部の脊柱前彎症は悪化する傾向があることを、彼らが認識しているとは思えない。運動を行なうと胸の外側の筋肉を鍛えられるが、それで硬直が増す傾向が消えることはなく、それどころか、そのような構造的不調はひどくなるだけである。

　委員会メンバーは、多くの人々の身体的発達におかしなところがあることを理解していて、だからこそ身体運動を擁護し、実践するように人々に勧めた。これは因

109

果関係を完全に誤解していることの証である。

　人の身体的発達におかしなところがあるなら、その原因はおもに自己の間違った使い方にあり、この間違った使い方は、もちろん運動を含めて日常的な活動を実行するにあたって、当てにならない感覚のガイダンスに依存しているために、実際に自分で行なっていることなのだ。

　感覚メカニズムが当てにならないことは今では広く認められているが、英国医師会の報告書では、彼らが身体鍛錬によって助けたい人々の感覚ガイダンスの信頼性は当然有るものとされている。自分たちが唱道する運動を実践する人たちは、身体運動が与えるはずの助けを必要とする原因をつくったのと同じ、当てにならない感覚にガイドされるのだという事実を、委員会は無視している。不運な犠牲者は自分が正しいと感じることをするが、ガイダンスが間違っているので、その人の「正しい」は「間違っている」のだ。与えられた運動をうまくこなすかもしれないが、それによって自己の使い方を正すことはできない。

　人が正しくあろうとして間違っていると感じることをするとは思えない。しかし慣れ親しんだ習慣的な使い方がプライマリーコントロールを妨げているのであれば—実際に妨げているからこそ彼には「改善」が必要なのだが—たとえその妨げを防ぐつもりでも、そのことを「間違っていると感じる」はずだ。

　すべての運動は、その実行にいたる活動が実行する人の習慣的な全体の使い方と切り離せないという点で、根本的に同じだ。最初の１歩は、どうすればこの習慣的な間違った自己の使い方を阻止できるかを教えることでなくてはならない。

　ジョン・デューイ教授はアレクサンダーのレッスンを受けるずっと前、『教育小論集』の中で、一般教育の既存の手法では、古い不調を根絶しようとして、新しい不調が作り上げられていると指摘している。「教師には心身メカニズムの部分的知識があるので……メカニズムの皮相部分で見かけの効率を向上させている。しかし、その一方でそこに存在するもっと根本的な要因をかき乱し、狂わせ、崩壊させている」

　アレクサンダーはこう書いている。

　「英国医師会委員会のメンバーの一部または全員に申し入れたい。『これらの運動それぞれ』を遂行する人に特定の効果が現れるとき、心身の全体的機能に有害な影響が出て、正常な身体的発達が不可能になるような、新たな使い方の

第 3 章 英国医師会体育委員会の報告書の論評

悪習慣が生まれることはないと、実証できるならやってみてほしいと」

　繰り返しになるが、運動はそれぞれ「特定の効果を生むことを目的として考案され」ている、と委員会は言っており、したがって彼らは、それを実践する人たちに「望ましい身体的発達」をもたらすには、どんな特定の効果がどれだけ必要かを知っていると思い込んでいる。そうでなければ、どうやって必要な運動の数を算出したのだろう？　誰も彼もが、与えられた一連のちぐはぐな運動を実践しなくてはならず、その効果を確認も予測もできない。同じ一連の運動でも、人によってまったく違う効果が生まれる。であれば、「身体的に発達中」の人のさまざまな健康不良に対処する場合、全部でないならどの運動を取り入れるべきで、どんな順番で実践するべきなのかを、いったい誰が決めるのだろう。

　アレクサンダー・テクニークは、個々人がもついくつもの活動の潜在能力は不可分であり、その中のプライマリーコントロールがすべてを支配しているという事実にもとづいている。ところが、故ルドルフ・マグナスの発見がその存在を証明し、さらにはアレクサンダーの発見とテクニークにおける使い方の詳細な説明が『自己の使い方』に書かれているにもかかわらず、医師会委員会はそのようなコントロールには触れていない。

　アレクサンダーによると、「私の友人の医師は、『身体的発達』の分野ではこのことが重要だと気づき、委員会の有力メンバーに、私の研究を調査に盛り込むよう強く勧めたが断わられた」

　普通の機械学では、機械のコントロール部が故障しているとわかったら、機械が力学的に安定して役に立つことを期待する前に、まずは修理させることを決断すべきである。しかしこの委員会は、すでにコントロールがきいていない人間という機械を受け入れて、さらに、それにやらせる仕事を増やすよう提案している。習慣的な使い方があまりにひどいので助けを必要としているような人が、毎日、比較的狭い範囲の筋肉を緊張させれば、全体的機能の故障に対抗できると、信じるように求めているのだ。その故障の原因は、1 日中マイナスに働いている間違った使い方だというのに。

　しかし、プライマリーコントロールの働きを妨げるものを修正する技法を学んだことのある人は誰でも、競技などの戸外運動を含めてどんな形式の活動のどんな局

111

面でも、その技法を日常的に実践することができる。さらに、アレクサンダー・テクニークを実践するなら、毎日決まった時間、運動する退屈さも避けられ、実践で間違った経験をする機会も最小限に抑えられる。何をするにも、プライマリーコントロールの利用を妨げるものを意識的に抑制する原理にこだわっているかぎり、普通の日常的活動が、本当の意味で心身発達の確固たる手段になりうる。プライマリーコントロールの利用を妨げる本能的な方向性の間違いは、感覚認識の信頼性をともなう、自己の使い方の意識的ガイダンスへと変化する。

　アレクサンダーは第3章の第1部を、1939年と1937年の大衆紙から再掲した、2枚の写真に関するコメントで締めくくっている。1枚は競漕クルーの写真で、見出しは「決意を表す顔」。もう1枚は新兵訓練係の軍曹の写真で、「目標達成！上級曹長の立ち方」という見出しだ。

　競漕選手について、アレクサンダーはこう書いている。「彼らはひどく苦しんでいるか、トランス状態にあるように見える。目標を達成すると『決意』し、体が変形して意識を失うくらい異常にがんばっており、その代償として体が極度に疲労し、損傷する。これはスポーツでバランス感覚が失われていることを示している」

　「上級曹長」については、「生理学と解剖学の入門書を調べて、この姿勢を支持する項目が見つかるかどうか確かめてみよう。こうした自己の劣化を擁護する間違った人々のせいである。体育指導者の努力と理想が、この写真に示された姿勢をもたらしているのだ。いま通すべき最も重要な法律は、そうした体育指導者によって人間の体つきが損なわれ傷つけられるのを防ぐ法律だろう」と述べている。

2.1940年の手紙

　『ブリティッシュ・メディカル・ジャーナル』宛ての1940年11月16日付の手紙で、故アンドリュー・マードック医師は、頭と首の関係が活動に果たす重要な役割の詳細に注意を促し、こう書いている。「私はワンド＝テトレー大佐と連絡をとっており、彼の話によると7月以降、陸軍身体訓練の手法は、私の手紙に記述されている原理をもとにしているという」

　アレクサンダーは、この手紙をもとにした「兵士のための新技法」と題されたオ

112

第 3 章 英国医師会体育委員会の報告書の論評

ルダス・ハクスリーによる記事を引用している。この記事でハクスリーは、伝統的な軍の訓練を放棄することの重要性を長々と論じ、アレクサンダーの発見を全面的に称賛している。彼はアレクサンダーの功績がようやく注目されていることへの喜びも表現している。

　（編集長より——ハクスリー氏は気まずいくらい早合点していた。英国陸軍はけっしてアレクサンダー・テクニークを採用していない。マードック医師は大佐の反応を評価するのに楽観的すぎた。アレクサンダー氏は次のように脚注を添えている。「陸軍の権威者は、頭と首の関係が妨げられてはならないことを、ある程度認めたかもしれないが、彼らはこの目的を達成するのに直接的な指導に頼っており、したがって何も知らずにいた場合と同じくらい、ひどい誤りを犯している」）

113

4 予防の方法

　一般に認められた医学的な意味の予防は、何かをしたり摂取したりすることである。具体的には、対象者に細菌感染への免疫を一時的につけさせること、あるいは、すでにある機能障害の漸進的悪化を止めないまでも遅らせて、重症化や器質性になるのを防ぐこと、また、切迫すると機能不全や苦痛をもたらす、もっと明白な疾患を予想して排除することである。

　これでは予防の範囲があまりに狭められている。本当の意味でこの言葉を使うなら、その主な目的は、部分的な機能性または器質性のトラブルが起こるのを防ぐような、全体としての個人の健康な状態を促すことでなくてはならない。

　残念ながら現状の医師の訓練は、本人が悪いわけではないが、この広い意味での予防の原理にしがたって仕事をする力を養うものとはなっていない。なぜなら、使い方が患者の全体的機能に与える影響を、診断のときに考慮するための知識を与えないからだ。

　患者がプライマリーコントロールの利用を妨げているなら、医師がその利用の改善が盛り込まれていない方法で患者の健康を改善しようとすると、患者による自己の間違った使い方が彼の全体的機能に与える一定の有害な影響はそのまま残り、将来的なトラブルに引き継がれる。医師と同じように看護師や母親もプライマリーコントロールについて知らないので、その扱い方のせいで赤ん坊にも悪い習慣がもたらされる。その子どもがおすわりやハイハイや歩くことを、初体験しているときならなおさらだ。不健康な状態に向かう子どもの場合、医者が正しい状態を回復させるための手段を与えられることがきわめて重要である。

　アレクサンダーはこう書いている。「私は誰にも負けないくらい、病院の内科医と外科医と看護師を尊敬しているが、それでも主張する。彼らには、部分的に回復した患者が、まず起き上がったり動きまわったりしようとするのに用いる自己の使い方が、本人を邪魔しているかどうか見わけるのに必要な知識がない、と」

114

『ブリティッシュ・メディカル・ジャーナル』に、19 人の医師がアレクサンダーの業績の調査を強く勧める手紙が掲載された（1937 年 5 月 29 日）数ヶ月後、『デイリー・テレグラフ』に、ホーダー上院議員による「かかりつけ医の将来的な役割」と題した記事が掲載された。その中でホーダー議員は「医者の将来の仕事は、治療よりも教育の度合いが増していくに違いない。……病人を健康にしようとするよりむしろ、健康な人を健康に保つことに時間を費やすことになる」

他の執筆物でもそうだが、ホーダー議員はそこで自分が予防を追求していることを示している。しかし今まで医学的な研究と実験は、病気の予防よりその「治療」の手法を見つけることに向けられてきた。そして予防の分野で主に求められるのは、使い方が機能に与える影響についての知識である。それは例の手紙を書いた医師グループが、「医学部のカリキュラムに組み込むべき」と言ったものである。医療活動はいまだに、一時しのぎの治療法の考えによって狭められている。

現在、医者や医学訓練カリキュラムの責任者と同じくらい、患者も物の見方を誤っている。患者が医者は障害や疾患の発生を防ぐ人だと考え、その観点から医者に相談すれば、状況はまったく変わるだろう。本当の意味での予防を実際的に可能にするつもりなら、一般の人々はそういう考え方をするべきであり、診断を下す医者は、使い方が機能に与える影響を主に心配しなくてはならない。使い方が機能におよぼす影響を評価する技術と科学が、予防医学のどんな計画の実践と理論においても、何より優先されるものであり、医学訓練に求められる他の知識はどれも、補助的な手段としてうまく応用できる。

最初の 1 歩は、自己の使い方というテーマの訓練を、対応できるアレクサンダー・テクニークの教師の数が許すかぎり、できるだけたくさんの医学校でカリキュラムの目玉にすることだ。症例それぞれで全体的機能の水準を徐々に上げるために、小児患者の自己の使い方に注意を集中しなくてはならない。学校医はとくに、器質性の不調に加えて機能異常も、深刻な障害の発生を防ぐという観点から診断するように、訓練されなくてはならない。現在の学校医は、使い方のプライマリーコントロールの誤った用い方を兆候とする初期の機能異常を診断できないので、子どもたちの健康と幸福の潜在的可能性が十分に高められていない。さらに、手本と模倣は教育に大きな影響をおよぼすので、教師は自分自身の自己の使い方に意識

的コントロールの技法を用いることに堪能になる必要がある。

5 使い方の持続的 影響と変化

1. 人間的な要素

　習慣を変え、新たな決意を維持するのは難しい。習慣的なものとは違うやり方で反応する必要がある。セルフコントロールを行なうことによって、そうすることに成功したと主張する人たちは、実際には悪い習慣を排除しただけであって、それをコントロールしてはいない。

　習慣的な使い方が続くかぎり、習慣は変えられない。なんらかの指導手法や自分自身に変わるよう「望む」ことによって習慣を「矯正する」人たちは、せいぜい乗り換えるだけである。全体的機能の水準を上げるために、まず使い方を変えなければ、習慣的な間違った使い方にともなう一定の悪影響は残る。そして他のまずい反応が生じるに違いない。

　有害な副作用をともなわずに習慣的反応を恒久的に変えるには、それに関連する自己の使い方を変える必要がある。そうなれば、その使い方の兆候である反射行動が再調整される。そして古い反射行動をともなう古い反応に、新しい変化した反応を生む新しい反射行動が取って代わり、結果として古い反応は消えることになる。悪い習慣に染まった人にとって、やめるという決意を実行するのは難しい。習慣的に必要を満たそうとする感覚経験の性向のせいだ。今までのやり方をしないという決意を実行するということは、必然的に刺激に対する習慣的反応を抑制することになる。立つ、すわる、歩く、その他の活動でバランスを保つのに、害のある自己の使い方にふける人たちは、皆同様に、「正しいと感じる」感覚経験に満足し、その「中毒」になっている。使い方の悪習慣は異常の根本的条件であり、アルコールやタバコへの過剰な欲求のような、他の異常と関連があるという

117

予測は妥当だ。使い方を変えることによって、有機体全体の異常の根底にある条件の根絶を始めることは、私たちは自己の内部にある他のあらゆる形の異常をだんだんに根絶する方向へ第1歩を踏み出していることになる。このように考えるのは、さらに筋が通っている。

　人間の今の教育と能力開発から導き出されるトレーニングは、有機体の使い方と機能に有害な変化を生じさせ、現代人の理想より原始人の反応と一致する反応を引き起こす。このことは、人間の発明がもたらした物質的側面の成果が、自身と周囲の人たちにとってますます危険になりつつある今こそ、とくに言えることである。

　最終的に重要なのは人間的な要素であり、アレクサンダーの研究はつねに、この真実を実践で求めてきた。機械化の力は人間がもつ潜在能力の十分な開発を妨げるように使われており、これはいわゆる進歩と向上のために人間が払っている代償である。その進歩と向上は、人的犠牲の代価も顧みず、目的達成のためにどんな手段を使ってでも、外界の状況を変えることによって達成されたものである。

2. アレクサンダー・テクニークに関する手順、人間の反応のコントロールにおける第1原理

　アレクサンダーは「習慣」という言葉を、自己の使い方で決まることが観察されている、本能的なものを含めたあらゆる人間の反応を具現化するものであり、一定の影響を及ぼすものとして、非常に広い意味で使っている。

　この角度から見ると、1つの反応の表れと有機体全体の働きのつながりが、より明確になり、たった1つの習慣でも断つことの難しさを理解するのが容易になる。その難しさは、習慣に浸ることを促す刺激の強さに比例する。アレクサンダー・テクニークの指導で最初に教えられるのは、すわったりイスから立ち上がったりというような、しごく単純な活動だが、そうした活動でさえ生徒が習慣的反応を抑制することは難しく、心身を変えようとする経験が不足している人たちにとっては、ほぼ理

第 5 章 使い方の持続的影響と変化

解不能である。

　生徒の試みは不安と緊張をともなう。なぜなら従来の教え方は、最初から「正しく」あろうとすることを生徒に習慣づけているからだ。

　今の生徒は、間違っていると感じる手段で慣れない活動を実行することを、教わらなくてはならない。さらに生徒は、「正しい」立ったりすわったりなどの姿勢があって、それを教師は自分に示すべきだと確信し、そして「集中する」という、成功をはばむ緊張をともなう一種の自己催眠によって、すぐに求められる結果を出すことが自分の義務であると思い込んでいる。

　アレクサンダー・テクニークの生徒が、姿勢と機能にまつわる間違った協調から正しい協調へ移行することを学ぶためには、骨構造、腹部内臓、重要器官、そして習慣的なバランス感覚を妨げるものを、再調整する時間をかけ、段階的な変化を経て、慣れ親しむようにしなければならない。そのような変化は、1 度や 1 カ月のレッスンでは起こせない。この一定の段階的な変化が必要であるがために、「正しい」姿勢などないし、アプローチの手法はつねに間接的であり、その基礎は行動を促す刺激への即時反応の抑制であることも、生徒は学ばなくてはならない。

　人は活動のために自己を使うとき、何をしているのかわかっていない。このことは、専門家の言葉による技法の説明と、それを実行したときの映像による再現を比べることで実証できる。何かの機会に「最善を尽くす」つもりだと公言した人は、普段やらないのにやるつもりだと言っていることが、正確に何かをまったく説明できない。だからこそ、アレクサンダー・テクニークの教師は自分の手を使って、生徒に姿勢と動きの新しい感覚経験をさせる。その間、生徒は習慣的反応を抑制し、新しいガイダンスの指示を出すにとどまる。この方法によって、どんなに小さくても本物の変化が起こるが、それは再調整プロセスの始まりであり、やがて、使い方と機能と構造状態の恒久的変化につながる。なぜなら、生徒が「間違っていると感じる」ことをすると、逆説的だが、全身の使い方と機能が次第に改善するからだ。最初から予防つまり抑制の原理が厳密に守られ、プライマリーコントロールの間違った用い方を繰り返さないようにする段階から、関係する部位が適切な相互関係になる新しい使い方を経験する段階へと移るにつれ、運動と感覚の新しい一連のや

119

り取りが少しずつ築かれる。

　アレクサンダーは抑制を、目的を達成したいという初歩的な欲求に反応することを拒む行為と定義し、この拒否は、意識的で合理的な欲求に反応する意志的行為に変えられることを示している。彼はチャールズ・シェリントン卿の『脳とそのメカニズム』から引用している。

　「私は脳による筋肉へのこだわりを強調しているように思えるかもしれない。脳の中でたどる道が、直接的であれ間接的であれ筋肉に通じているのであれば、そのこだわりをいくら強調してもたりない。……行動をやめることは、それを行なうことに劣らず行動である。なぜなら、抑制は興奮と同様に神経活動だからである」

　アレクサンダー・テクニークの手順を実行することは、メッセージ伝達にかかわる神経活動を生む思考への脳のこだわりにすぎない。メッセージは結果的に予防になるか、あるいは行為の実行につながる。予防のメッセージは、習慣的な害のある使い方をもたらす誤った方向づけを止めるのに役立つ。新しく方向づけられたメッセージを発することは、新たなより良い自己の使い方をもたらす。習慣的な反射活動を抑制する手順は、根本的な意味での教育である。なぜなら、習慣の形成、習慣を変えるための手段の形成に関係するすべてを、意識的に認めて理解する必要があるからだ。活動を促す刺激を受け取ったとき、反応して何かをすることに同意しないという重要な決断をするのは、やがて習慣的な反応のコントロールにつながる最初の経験である。

　私たちがやっていることのうち、プライマリーコントロールの正しい利用を妨げるのは何かを明らかにし、それをもたらすメッセージを習慣的に発するのを意識的に拒むことで、この妨げを防ぐことができれば、私たちは新しいメッセージを発する立場に立てるようになる。その新しいメッセージはやがて私たちを間接的に、つまり、使い方のプライマリーコントロールをどう用いるかを変えることによって、習慣的な反射活動を望ましい変化に導く。

　デューイ教授が「動きの中で考える」と呼ぶこの手順を、今のところ人類は経験していない。アレクサンダー・テクニークの基礎は抑制だが、それは刺激への望ましくない不必要な反応の抑制であり、したがってアレクサンダー・テクニークは、主として人間の反応をコントロールする力を鍛えるための技法である。

3. 基本的アプローチ

　人間の教育と能力開発に関していまだに解決されていない最大の問題は、おそらく反応のコントロールの問題だろう。理想を実現できる段階まで潜在能力を伸ばせるかどうかは、原始的生活の必要を満たす本能的で自動的な自己ガイダンスとコントロールの代わりに、自己の使い方に意識的なガイダンスとコントロールを用いる生活レベルに到達できるかどうかにかかっている。

　しかし、自分自身のガイダンスとコントロールを根本的に変える必要性はけっして認識されていない。その点でいわゆる新手法も、旧式の手法と違わない。新しいアイデアを実践するために、あるいは新しい手順に置き換えるために、必要と考えられる変化を人は起こせるものと決めてかかっているのだ。

　この誤解の原因は、現代人の場合、無意識に働く自己の使い方のガイダンスとコントロールに間違った方向性が忍び込んでいること、そして、変化を起こすための第1歩は信頼できるガイダンスとコントロールの回復であることが、認識されていないところにある。その回復を実現するには、有機体のメカニズムを統合するプライマリーコントロールの使い方ができる技法を用いなくてはならない。

　新しい考え方にしたがってうまく行動するということは、正しいと感じる習慣的な自己の使い方でやりたいという衝動に逆らって、慣れていない使い方で決意を実行するということだ。新しい慣れない使い方による新しい手段を用いる機会が来たら、その行動を実行するのに必要な感覚への信頼がないかぎり、頭で受け入れるだけでは足りない。これは根本的な変化を起こすための最大の障害であり、それを克服するには、慣れているが間違っている心身有機体のガイダンスとコントロールから、慣れていないが正しいものに移行するのに必要な経験をするチャンスが得られる技法を用いるしかない。

　人も教師もいまだに、変化を起こすのに必要なのは「意志」や「願望」だけだと信じている。「意志」や「願望」と切り離せない疑問なのに、行動をどう実行するかを考慮しない。人間は何世代にもわたって、進歩と発展、そして思考と行動の自由への「願望」、そして目的を達成しようという「意志」を抱き、あるときは「身体的」、またあるときは「精神的」あるいは「霊的」手段に集中して

きた。しかし時間がたつにつれて、このように問題を解決しようとする努力は、限界を露呈するばかりである（現在、つまり1940年6月、まさにそのとおりになっている）。人は周囲の惨事や混乱だけでなく、自分の内部で悪化する障害もますます認識しつつある。とくに、感覚認識と全体的機能の水準低下、そして判断への不信感を自覚している。

　それでも、人が考える唯一の「解決策」は、前と同じ線に沿った「願望」と「意志」にさらに「集中」することだ。しかし、全体的機能の水準を下げるような自己の使い方を変えられず、結果として、その有害な影響が自分の特別な努力によって強くなってしまう。一方、「する」衝動に抵抗し、刺激に対する習慣的な反応を抑制する人は、使い方を変えるのに新しい不慣れな手順を実行するうちに新しい心身の経験を楽しむようになり、いちばんよくある有害な副作用である抑圧された感情を起こさない。オルダス・ハクスリーは『目的と手段』で、アレクサンダー・テクニークの個人的経験について、次のように述べている。

　「個人の感覚経験……を変える技法を、言葉による説明では十分に表現できない。赤い色が見える経験は人に説明できない。同様に、体の各機能の協調が改善されるという、もっとはるかに複雑な経験を説明することはできない。言葉による説明は、説明される経験を実際にしたことのある人にとってしか意味がない。協調がうまくいっていない人にとっては、同じ言葉がまったく違う意味になってしまうのだ。その人は必然的にその言葉を自分自身の感覚経験から解釈するのだが、それは協調がうまくいっていない人の経験である。システムを完全に理解できるのは、それを実践した場合にかぎられる」

　アレクサンダーは第5章の締めくくりにこう述べている。「私の研究では、私たちが日常の活動で自分を使うときに**するべきでない**ことという基本的な意味で、ノン・ドゥーイング（何もしないこと）に関心がある。そうした活動が有機体に一定の害を与えるような、心身メカニズムの習慣的な間違った使い方を防ぐことに関心があるのだ」

　アレクサンダーの技法を経験したことのない大勢の人たちが、彼の業績の価値を評価するようになったが、彼はこう書いている。

122

第 5 章 使い方の持続的影響と変化

「学習する際、理論について頭で理解することが、実践に必要な助けになることを示すものはほとんどない。ノン・ドゥーイングは実用的価値が最大であるばかりか、目的のために不可欠である」

「自分自身の使い方を変えようとするのに、何もしないという考えをなかなか実践できない人は、その考えを実践できるものとして他人に提唱する人であることが多い。そういう人の何もしないという考えは、方向性の誤った行動を予防する**直接的**手段を用いるように導く。一方、私たちの技法を応用すると、何もしないという考えは、そのような方向間違いを防ぐ**間接的**な手段を用いることにつながる。これは機能を根本的に変えるのに不可欠な再調整の第 1 歩であり、**進行中に**望ましい具体的な結果をもたらし、自己抑圧のような有害な副作用をともなうことはない」

「興味深いことに、ノン・ドゥーイングの理論と実践を受け入れることは、外的活動において自分の身を助けようとする試みでは比較的容易なはずだが、内的活動での同様の試みでは非常に難しい。自分の身を助けるには一種のノン・ドゥーイングが必要だが、それを消極性と混同してはならない。なんらかの活動に同意するのを拒み、そうすることで、いつもなら習慣的な反応を引き起こすメッセージの発信を自制するとき、それは与えられた刺激に対する反応を抑制する行動である。そうしたメッセージを送れば、もはや『する』のを望まないことを自己の内部で『する』結果に終わるのだ」

6 生理学と生理学者

　アレクサンダーは、彼の技法の働きに「生理学的説明」があるなら、「医師や科学者にアレクサンダー・テクニークの妥当性を納得させられるし、人々はもっと楽に使い方を学ぶことができる」と言われた。

　アレクサンダーはこの意見に異を唱えている。その理由は、大勢の科学者がすでに彼のレッスンを受け、彼の本を読んだ後、テクニークの妥当性を確信しているからであり、その確信を築くのに必要なものはすべてすでに利用できるからでもある。長年、アレクサンダーは実験で確立された自分のやり方の妥当性を実践で証明してきており、その技法の生理学的側面は、このテーマの専門家に広く議論されている。アレクサンダーのやり方と相いれない生理学的所見は示されていない。

　生理学研究自体は、有機体の働きに心身分離の原理を全面的に受け入れている。これは、生理学は「厳密な科学」という肩書きにふさわしくあるべきだという強迫観念から生まれた必然的結果である。生きている対象者のメカニズムの働きを観察したあと、生理学的データを確定した人たちは、プライマリーコントロールの間違った用い方が筋肉の活動に与える影響、または観察している対象者の全身機能に使い方が与える影響、または観察中の対象者自身の反応に対する刺激の効果を、評価するための知識をもっていない。そのせいで、生理学についての権威ある研究に重大な誤りと紛らわしい情報が見られる。生理学者は筋肉の名称とその機能を知っているかもしれないが、日常生活における人間有機体の統合された働きに筋肉を最大限に活用するのに、この知識はあまり役に立たない。なぜなら、活動における自己の使い方は反応の仕方の問題であって、それが観察されている対象者に与える影響を、生理学の研究者は考慮に入れないからだ。「姿勢メカニズムの正常な働き」を構成するのは何かを見つけようとする場合、反応のほうが筋肉活動よりはるかに重要である。（1）するのが必要または望ましいことを考えるとき、（2）それをするという同意を抑えたり与えたりするとき、心身作用の活動の

124

第 6 章 生理学と生理学者

統合が必要である。

　言い換えれば、対象者のやり方にしたがって用いられる筋肉に、メッセージを送るのをやめるか、それとも同意するか、どちらかということだが、筋肉の用い方はプライマリーコントロールの用い方によって決まる。実例がはっきり示すとおり、ほとんどの人は特定の筋肉群の過剰な活動を始めるメッセージを送っており、同時に使ってはならない筋肉を動かすことがあまりに多い。このことから、現代人によく見られる間違った感覚によるガイダンスとコントロールから、方向性間違いが生じることがわかる。

　解剖学者と生理学者による研究は十分に包括的ではないので、彼らは以下のことに必要な実践経験を積むことができない。

　（1）姿勢メカニズムのセントラルコントロールが正常に働いているのはどういうときか、異常なのはどういうときかを判断し、そのコントロールが姿勢メカニズムに与える影響を評価する。

　（2）ひとまとまりとしての心身メカニズムの統合的な使い方に関連して、セントラル（プライマリー）コントロールの正常な用い方を構成するのは何か、異常な用い方では何かを判断する。それを受けて、

　（3）姿勢メカニズムの正常な働きを構成するのは何か、異常な働きでは何かを判断する。

　こうした判断の裏にある知識を得る機会は、オーソドックスな医学教育には含まれていない。技法を教える教師としてのアレクサンダーの経験は、自己のメカニズムをどう使うかに対するプライマリーコントロールがあること、そしてこのコントロールが、全体としての「姿勢メカニズムの正常な働き」をもたらすカギであることを、生徒に日々実際にやってみせることで積まれてきた。

　生理学と解剖学の今ある知識の基礎を築いた人たちは、このプライマリーコントロールの存在を知らなかった。アレクサンダーによると、「私がこのコントロールを見つけて技法の中で用いてから約 28 年後、故ルドルフ・マグナスがコントロールとその機能の発見を発表し、チャールズ・シェリントン卿が王立協会への会長演説でこの発表に言及した」

　アレクサンダーは、著名な生理学教授による発言に触れている。「解剖学と生

理学の基礎は複雑な問題であり、個人的に私は、姿勢メカニズムの**正常な**働きの理論を批判することはできない」。さらに「メカニズムの使い方がきちんと用いられていれば、そのメカニズムの働きに見られる複雑さはけっして難しくない」

　アレクサンダーにしてみれば、生理学者や解剖学者、体育指導者がおおむね、自己の使い方に対するプライマリーコントロールの発見という事実をわざわざ検討しなかったのは、とくに意外ではなかった。「詰まるところ、私は部外者だからである」。しかし、マグナスの発見が生理学と医学の分野で、生理学研究に対する見方の方向転換につながるほどの関心を呼ばなかったことには驚いている。マグナスの発見は、科学者たちがみな保証している正統な実験の結果だったから、なおさらである。

　アレクサンダーは再び、著名な生理学者による「マッケンジーは、細動する心房と心室の分離した動きを臨床的に示して証明した」という発言を引用し、それについてこう述べている。「マッケンジーが観察した分離した動きは、実際には分離していなかった。どんな機能もプライマリーコントロールの間接的影響から切り離せないのと同じだ。マッケンジーはどうやらその存在に気づいていなかったようなので、生きた人間の心房と心室の機能が受ける影響に気づいていた可能性は低い。したがって、マッケンジーが考え出したこの動きの分離理論は疑わしい。彼の実験と発見から生まれるデータは、十分でないとしか考えられないからだ」

　アレクサンダーは、デューイ教授の意見にも言及している。これまで「理論的原理を試し、練り上げるために、どんな感覚観察が必要かを誰も考えたことさえなかった。必要な感覚要素を確実で有効なコントロール下に置くための技法を導き出した人もいない」

　統合と細胞機能に関してアレクサンダーは、感覚メカニズムは細胞受容体によって印象を受け取り、この印象が興奮神経への刺激となって、エネルギー生成という形の反応につながることは認められている、と指摘している。所与のニーズのためにエネルギーが不適切かつ害になるように分配され、間違った方向に向けられることは、抑制因子によって防ぐことができる。そうすれば、必要なエネルギーは導体によって適切な行き先に向けられる。したがって、個人の幸福に結びつく心身の状態を維持するつもりなら、受容体、刺激体、導体、そして抑制体の機能水準は低下してはならない。生成システムと伝導システムの間に分離ではなく統合があ

るかぎり、プロセスは引き続き作用する。そのような統合された働きは基本的な生命プロセスの特徴であり、人間が生きている中で示すものに関与する、いわゆる精神的、身体的、その他のプロセスを分けることは不可能だと実証している。

コギル教授は、人間有機体の使い方と機能の基礎となる原理としての統合を明らかにする、さまざまな生物学的証拠を示している。彼は1939年6月にアレクサンダーにこう書き送った。「本を送ってくださって光栄です。私が下等脊椎動物の行動で考え出したのと同じ原理を、あなたが何年も前に人間の生理学と心理学に発見していたことを知って驚きました」

アレクサンダーは、コギル教授がボストンのミラード・スミス医師に書いた手紙からも引用している。「『全体的パターン』の原理に関して、私はアレクサンダーのために何もしていません。なぜなら彼と私は1、2年前まで、互いをまったく知らずに研究していたのです。彼が人間有機体にこの原理を発見したことは驚嘆すべきであり、彼は医療専門家と人類が与えられる名声すべてに値します」

コギルが研究したのは、正常とされる状態で機能する、下等な有機体の生命過程の性質、成長、発達である。一方のアレクサンダーは、異常が定着した人間という素材の観察に専念していた。

その結果、首に対する頭の部分的な相関性、そして有機体の他の部位に対する頭と首の部分的な相関性が、全体としての有機体の使い方と機能を改善する傾向にあること、そして、この使い方の誘因は頭から下に向かっていること、さらに、他の部分的な相関性はどれも逆効果に向かう傾向があることを発見した。

この発見は、下等な脊椎動物で組織発達と行動にかかわる基本的衝動が、頭から下へ尾に向かう運動と感覚の伝達線に沿って発せられること、そして「全体的パターン」に関連するメカニズムの働きを妨げると、「部分的パターン」の成長と働きに悪影響がおよぶことを観察した、コギルの発見と一致する。これは、「部分的パターン」が「全体的パターン」に対して支配的ともいえる影響力を得て、成長と発達の障害を引き起こす傾向を意味する。

ジョン・デューイ教授はアレクサンダーの『自己の使い方』の序文に、次のように書いている。

「パヴロフ学派は条件反射の考えを認めさせた。アレクサンダーの業績は、こ

の考えを拡張・修正する。私たちの行為すべて、自己の使い方すべてを条件づける、基本的で中心となる有機体の習慣と姿勢があることを証明しているのだ。この発見は、条件反射の一般的な考え方を正す。ふつうに理解されている条件反射は、個人を外部の操作によって踊らされる受け身の操り人形にするものだ。他の反応すべてを条件づけるセントラルコントロールの発見によって、条件づけの要因は意識の指示下に入ることになり、個人はみずから行なう協調のとれた活動を通じて、自分自身の潜在能力を手中に収めることができる。これで条件反射という事実が、外部への隷属の原理から、きわめて重要な自由の手段に変わる」

著名な精神科医でニューヨークのリフウィン財団の科学担当理事、トリガント・バロー医師も、アレクサンダーの「人間行動分野における驚異的実績」に敬意を表している。彼はこう書いている。「本質的な科学的素質を表すアレクサンダーの研究には、その拠りどころとなる客観的証拠のほかに裏書きは必要ない。実際、彼の主張は当たり前の意見になった」

チャールズ・シェリントン卿は著書『人間の本性』に、立つという動作について次のように書いている。

「実行するために何より必要なのは、非常にたくさんの筋肉と神経、数十万の神経繊維、そしておそらくその100倍の筋繊維の、適度な活動である。私が考えるに、脳のさまざまな部位が、そうした活動すべての協調管理にたずさわるのだが、そうするにあたって脳の活動が正しいかどうかは、さまざまな部位の圧力や緊張などを記録し調整する、何千という神経メッセージの受発信にかかっている。このことを考えると、立つことについて自分の知性が自分に言えることがとても少ないのに、私はむしろがっかりするかもしれない。自分が立つことに注意を払うとき、そのおかげで自分が立っていることを十分に認識できるが、どのように立っているのかを自分に問いかけたり、あるいは自分の立ち方を分析しようとしても、知性は少しも役に立たない。……私の中のこの力は自分を私と同一視し、『私』を自称しているが、体が物事を……どうやってするかを知らない。どんなに努力や注意を払うことができても、自分がするのだと思っている行動の内部に入ることはできないようだ。体が物事を……『どう』するかに、意識的に入り込むことはできない」

アレクサンダーは、こうコメントしている。

「シェリントンの発言、とくに……彼は中枢神経系の複雑な働きについて知って

第 6 章 生理学と生理学者

いるにもかかわらず、自分が『立つこと』について知性が教えられることがほとんどないのに、がっかりしているという告白は、広く関心をもたれるべきだ。このことから彼は、中枢神経系を十分に研究するのに必要だと自分が考えていたことは、包括的なものではなかったと気づいたのかもしれない。なぜなら知性によって満たせると思い込んでいたニーズを満たすのに、自分の知識は役に立たなかったからだ。自分には、神経繊維を通じてメッセージを送り出し、有機体全体の圧力と緊張を記録し調整するための『手段』に関する知識がないとわかったのだ。なぜ、こうした『手段』がとても重要かというと、自己の使い方にプライマリーコントロールを用いるかどうかは、その手段にかかっているからである。その手段によって、私たちはしていることを**どう**するかを知る」

「そのうえ、私たちが立つなどなんらかの動作を実行するとき、心身メカニズムの『適度な動き』と『協調管理』を評価する基準にたどり着く。さらに、そのメカニズムの働きが邪魔されるとき、『適度な動き』と『協調』をメカニズムに取りもどさせてくれるのは、使い方のプライマリーコントロールを意識的に用いるには『どうするか』の知識である」

「チャールズ・シェリントン卿の研究が自己の使い方に関するこの知識につながっていたなら、『体が物事をどうやってするのか』、方向の正しさと動きの正しい程度を『どうやって』回復させるかがわかっていただろう」

129

7 「全体としての人間」理論とその実践

　人間は統合体だという概念はほぼ当たり前になっているが、それでも、自分の問題に対処しようとするとき、必ず応用する有効な原理として受け入れる人はほとんど見つからない。人々の活動はどちらかというと、有機体は複合的な産物であって、部位それぞれを他の部位と独立してコントロールし、変化させ、検査することができるという考えに沿っている。

　この矛盾の例が、1938年5月5日の『ロンドン・タイムズ』紙の「全人」と題した社説に見られる。この記事は、著名な教育者による告白を取り上げている。校長をしていたとき、生徒一人ひとりについて、心と体と性格に別々に対応しようとしていたが、それぞれを集中的に訓練することは本物の教育にはならないことに気づいた、というのだ。アレクサンダーは、著名な教育者が「本物の教育」の基礎として統合の原理を信じるようになったと聞いてうれしいが、心と体と性格が別々の実体であるように扱おうとする誤りを避ける手段として彼が提案するのが、後の段階で「別々の対応を互いに調和させ、要素を混ぜ合わせる」ことだけであるのにはがっかりだ、と意見している。活動するときの全人の統合は、提案されている手段では得られない。人間有機体のメカニズムの働きを統合する自己の使い方を、身をもって経験することによって新たに理解する必要があるのだ。意識で変わる統合体として、個人が自己を教育する必要がある。そしてそれは、自己の使い方でこれまで知らなかった一連の心身の変化を経験することを意味し、その変化は、使い方と機能を意識的な感覚で新たに導くよう、手順を変えてコントロールするプロセスにとって基本である。

　アレクサンダーは、理論に採用される統合の考えとその実践的応用の矛盾を示すもう1つの例を、ルドウィグ・カスト医師の『ジョサイア・メイシー・ジュニア財

第7章「全体としての人間」理論とその実践

団の6年(1930-36年)の評論』に見つけている。『評論』の序言にカスト医師は、とくに次のように書いている。

「財団は心身の存在として患者の統合を維持する……医療サービス……を強く推進している」。……「科学的研究の拡大により……困惑するほど専門分野が増加している。……専門家はしばしば全体としての患者よりも器官や症状への関心を優先させる。……こうした技法や発見の統合がますます必要になっている。……そのような統合は……有機体全体として……個別の人格としての患者という、明確な考え方を求める。……組織化された医療を行うには、医学生の人格、発達、そして精神的成熟にもっと関心を払う必要がある。……統合の乱れのせいで医師を必要としている患者に効果的に対処できるのは、統合された人格だけである」

しかしアレクサンダーは、解決策についてはなんの提案もされていないし、統合された人格を築く基礎となる、心身メカニズムの統合された働きに関する知識を、医学生が得る助けとなるような方法への言及もない、と指摘している。カスト医師は『評論』で、こうも書いている。

「かかりつけ医、小児科医、外科医、そしてもちろんさまざまな専門家が、心身の問題を理解してそれに対処するまで、真の進歩はありえない。彼らがそうするとき、用語そのものが時代遅れになるだろう。なぜなら、医療の実践は心身医療の実践になり……活動し反応する存在として人間を理解するために……『象徴的』あるいは統合的な概念が必要である。有機体の全体性は、それをばらばらにすることによって見つかるものを、ただ足していくだけでは表現できないからだ」

これについてアレクサンダーは、「活動し反応する存在として人間を理解するための」分析手法と総合手法のどちらに関しても、提案されていることはすべて、彼の研究で長年にわたって使われてきた、と述べている。

次にアレクサンダーは、1939年1月に、ワシントンDCの米国学術研究会議の人類学心理学部門、神経症的行動の問題に関する委員会の後援を受けて発行された、新しい刊行物『心身医療ジャーナル』の創刊号に載った記事について触れている。前置きで編集者はこの雑誌について、こう述べている。

「目的は、正常異常にかかわらず、すべての体の機能の心理学的側面と生理学的側面の相互関係を研究し、そうすることで、身体治療と心理治療を統合することである。……それがあらゆる診断と治療の基本となれば、（心身医療は）あら

131

ゆる医学的専門分野への重要なアプローチとなる」

アレクサンダーは再び、第2章（「生き方の普遍定数」）で引用された手紙を読者に参照させている。その手紙では、19人の医師が、使い方が機能に与える影響を考慮しなければ、診断は不十分なはずであるという彼の主張を支持している。『心身医療』の編集者は、彼らがこの点を調査で考慮していることを示唆していない、とアレクサンダーは指摘している。

この創刊号には、1936年10月の『ハーバード医学部同窓会誌』にアラン・グレッグ医師が寄せた「医学の未来」の以下の意見を引用した記事が掲載されている。

「人間は全体だが、その全体性は研究のためにパーツとシステムに分けられている。その手法を非難することはできないが、その結果だけに満足する必要もない。私たちのいくつかの器官と多くの機能を調和させ、連合させているのは何なのか？そして医学は『心』と『体』の安易な分割に、何を言うべきなのか？」

記事の著者は、次のように加えている。

「デカルトが私たちに残した心と体の二分を解決するために、化学、物理学、内科学だけでなく、心理学、文化人類学、社会学、哲学などの他分野からも貢献を求めるべきである」

アレクサンダーはこの記事について、ニューヨークの生徒の1人であるアルマ・M・フランク夫人の意見を示している。「この新しい刊行物の創刊号だけでなく、現在あらゆる方面で次のような確信が見られる。あらゆる分野で蓄積されたデータの相関が問題を解決する、と。しかし、いわゆる科学そのものとその発展が、同じ二分を基礎にしているのなら、その科学によって心と体の二分を一掃できるのか？」フランク夫人は、必要なのはあらゆる「科学」からより多くのデータを相関させることではなく、研究のあらゆる分野に応用できる新しい原理であり、「私たちが一掃したいと思っている二分から生まれたのと同じ考え方、分類、そして分離の道具を使って、研究を続けることから私たちを解放する」原理である、と力説している。

アレクサンダーは、フランク夫人の主張が、1935年4月の『科学の哲学』に掲載されたL・K・フランク医師の論文「構造、機能、成長」に支持されていると知った。

第7章「全体としての人間」理論とその実践

「有機体全体を別個のパーツに分解して、2つの変数を相関させようとする分析的な科学の伝統は、有機体の研究にとって大きな障害である。……有機体の成長と発達の研究は、現代科学の概念的枠組みに邪魔される」

「全人」理論について公表されている資料からの抜粋を続けるアレクサンダーは、次に、レイモンド・B・フォスディック会長による1937年のロックフェラー財団による業績の『評論』に言及している。

「医学は全人をきちんと理解しないかぎり、人間を理解できない。医学はパーツの知識で全体を無視する……リスクをおかす。いくら見識があっても、医学が機能と器官の統合と調和を実現するものを無視するなら、その写真はピンボケになり、その理解は不完全である。……人間が有する星についての知識のほうが、自分自身の体についての知識より、完全で信用できる」

アレクサンダーの友人のマイケル・マーチ氏は、1938年3月28日の『ブルックリン市民』誌に掲載された、フォスディック医師の『論評』に関して次の意見を発表した。マーチによると、フォスディックは現在人類が直面している重要なジレンマを暴いたのだという。

「科学はどうやって個々の人間を全体として扱えるのか？　本質的に関係のない医学の技法を精神医学のそれと統合する、つまり、心と体は別々の実体だという完全に間違った前提から始まっている2つの技法を融合させようとする試みには、ジレンマがともなうのだ」

彼はこうつけ加えている。

「この事実に直面しても、財団が［アレクサンダーの］技法の存在に気づかないままでいるのは不思議だ。彼の技法は実際に、明らかに実践的で科学的な統合の原理を用いている」

133

8 整骨医の考える 新しい技法

　アレクサンダーはこの章を、口頭またはテキストの指導によって自分の技法を伝えようとする試みへの批判に充てている。

　「自己の使い方で習慣的な反応を変えようとしている人たちが、そのような変化のプロセスと関係する新しい感覚経験を、ベテランの教師から、あるいは私が行なったような長年の研究から、得られるような手段がなければ、人間の反応の本能的コントロールを意識的コントロールに代えるプロセスにつきものの問題を、解決できる可能性は低い」

　彼の技法に夢中になった人たちによる数ある善意の試みのうち、アレクサンダーは『シカゴ米国整骨医協会ジャーナル』に掲載されたポール・ヴァン・B・アラン整骨医による記事「テクニークにおける再教育」を選んでいる。彼がこれを選んだのは、

　「私の研究にいろいろと言及してくれているからだけでなく、理論的には私の原理を受け入れている人たちでさえ、実践に移そうとするときには、この原理の意味を十分に理解するのが難しいことの最たる例だからでもある。以下の批判をするにあたって私は、アラン氏が心から助けたがっている同僚たちを、必然的に混乱させ、誤らせる傾向にあることを、はっきりさせたいだけである」

（1）提案を実行しようとする可能性がある人が、以前に頼っていたのと同じ感覚ガイダンスを当てにしているのだという事実を、著者は見過ごしている。そして感覚の信頼性を回復するための準備をしていないので、彼らの努力は、整骨の成果を改善しようとする以前の試みと同様、うまくいかないだろう。

（2）著者はテクニークの説明の中で、自己の使い方を実践し改善するときに、

プライマリーコントロールを正しく用いることが果たす重要な役割への言及を、なぜかすべて省略している。プライマリーコントロールの正しい用い方を理解することは、アレクサンダー・テクニーク応用の根幹である。そこから直接つながるさらなる要点、すなわち自己の使い方の変化は、プライマリーコントロールの正しい用い方によって条件づけられ、手段の間接的結果として表れる。このことを理解するのも、同様にアレクサンダー・テクニークの基本である。

(3) 著者は「矯正力が働くべき方向と距離を決める損傷の力学を、人はすでに視覚化していると考えられる。……それから、自分の体などの使い方を考える」と強調している。実際にアレクサンダー・テクニークで強調されるのは、まずはつねに自己の正しい使い方を考えることであり、自己をきちんと使う「手段」を命じられるポイントに達してはじめて、この使い方のきちんとしたコントロールを外部の仕事に確実に応用できるようになる。

(4) アレクサンダー・テクニークの理論と実践と、整骨療法のそれとの根本的な違いは、間接的手法と直接的手法の違いである。両者は相いれない働きの原理をもとにしているので、混ぜ合わせたり同調させたりすることはできない。

(5) 著者は最初から混乱しており、それが論文のタイトルの「再教育」という言葉の使い方に見られる。再教育は何かを加えるプロセスではなく、何かを取りもどすプロセスである。以前に経験していたが、その後なくなってしまった使い方と機能の実態を回復するニーズに応じようとすることであり、自己の使い方の再教育のために、アレクサンダー・テクニークは展開されたのだ。アレクサンダー・テクニークは整骨療法に貢献するものとしては提案できない。これまで経験されていないものなのだ。

(6) 全身の機能に対する間違った習慣的な自己の使い方の弊害のせいで、患者が一定の悪影響に悩まされていれば、整骨治療も、ほかのあらゆる形式の治療と同様にこの悪影響を受けている。整骨療法によって与えられる治療には、全身の機能に一定の良い影響を与える自己の全体的な使い方を生む、プライマリーコントロールの正しい用い方を回復する「手段」

は含まれていない。

(7)「私は同僚を助けようというアラン氏の試みに深く感謝している。したがって不本意ではあるのだが、私の研究を公平に評すれば、彼の論文によってその同僚たちに伝えられる私の実践と理論の印象を正そうとせざるをえない。私は長年にわたる指導経験の結果として、アラン氏のように、他の人が望みどおりに自己の使い方を変えるのを助けようと努力している人みんなに警告したい。彼らも彼らが助けたい人たちも、変化のまさに本質は未知のものに触れることを求めるので、過去の（知っている）経験は助けにならず、むしろ邪魔になるという事実と向き合わなくてはならない、と」

9 新しい方法での
原理のテスト

　結果が過去と違うものになるなら、行動の新しい計画を練るにあたって、原理の検証は必須である。過去の間違った行動の基本にある原理が認識され理解されなければ、さらなる行動は見たところ新しくても、前と同じことを違うやり方でやっているだけだとわかる。調べた結果、満足のいかない過去の仕組みに取って代わる新しい計画が、異なる原理を基礎とするものだとわかれば、可能性のあるものとして受け入れられ、検証されるべきである。しかし、放棄されるべきだと判断されたものと同じ原理にもとづく新しい計画は、却下されなくてはならない。

　盲人を導く盲人の数が増えている。なぜなら、まず導く役割を担うのに十分な知識と経験を得ることではなく、「方法を示す」ことに病みつきになっている人が多すぎるからだ。そのような人々は、価値の検証としての原理の考察にはほとんど関心をもっていないので、自分が教えるあるいは正すと決めたいかなることにおいても、原理にしたがって仕事をすることなど夢にも思わなかったのではないか。

　進歩と発展をとげられるかどうかは、なじみのない未知のものに触れ合うかどうかにかかっており、そのためには新しくてなじみのないものを理論上で受け入れるだけでなく、未知のものとも向き合うこと、その理論に確実に対応する実践の手順を一貫して実行することが必要だ。新しい経験を獲得し続けなければ、つまり今年、有機体内にある状態が翌年もそのままなら、進歩やさらなる成長と発展に成功しなかったと言える。

　ほとんどの人の場合、自分の信念や理論に合わない事実の受け入れを邪魔するのは、型どおりのものやなじみのあるものに闇雲に固執する、深く根づいた潜在意識の反応、つまり強迫観念である。これは思考習慣のせいだが、私たちの教育はそれを正すことはほとんどせず、促すばかりである。

137

これが真実かどうかは、多少なりとも興味や欲求に悪影響をおよぼす可能性のある何かに向き合ったときの、みんなの反応を観察することによって検証できる。関心を刺激する代わりに、突然、疑念と懐疑という感情的反応を促し、理不尽な抵抗と偏見をさらけ出すのだ。採るべき最善の行動に関して合理的な決定が求められる状況で、人は自分の基本的ニーズや欲求を公平に評価するより、不合理な不安にしたがって反応する習慣がある。良い考えの発案者や、たとえばクリスチャン・サイエンスやオックスフォード・グループのような宗教その他の派閥の追随者はみな、考えを実践するときのガイダンスとして感覚に頼るだけでなく、結果の価値を判断するのに、転向させる側とする側両方の感情的反応に頼る。彼らの願望は考えだけでなく判断をも生み出すのだ。

　アレクサンダーは、とくにオックスフォード・グループの人たちは教えにくいと気づいた。激しすぎる恐怖反射と、容易な道が自分の目的にとって最適でないとわかっているときでさえ、それを本能的に探す習慣のせいだ。彼らは危険なレベルまで自己催眠をかけており、他のたいていの生徒よりもはるかに、習慣的反応の抑制を難しいと感じる。

　アレクサンダーは、ジョン・デューイが「感情の突発」と呼ぶものへの訴求が、つねに信仰復興論運動の基本原理であったことに触れている。感情的な訴求はつねに、多かれ少なかれ危険だ。その結果が永久に続くことはありえず、感覚のガイダンスにもとづくどんな結果の判断も当てにならない可能性があり、たいていの場合、危険で有害な曲解につながる。これが非難されるべき理由は、人が問題に対処するのにますます本能に頼り、思考と論理に頼らなくなるからだ。

　論理的に考えればするとは思わないようなことを、人々がするようにしむけるのが望ましい、または利益になると考えられるとき、大衆感情を鼓舞することは、いつの時代も必ず用いられる手段だった。動物の進化レベルに近いこのポイントをこえて人類が進化し、反応をよりうまくコントロールできるようになるために何か手を打つまで、感情への強い刺激に対する大衆の反応が、少しでも改善することは期待できない。思考と行動の自由という不可侵の権利を、過去に苦痛と流血によって勝ちとったにもかかわらず、現代人は人間が受け継いできたその最も貴重なものを、感情を刺激することで奪う者たちの言うなりになっている。

10 原理に対する
新しいパターンと努力

　今日の世界事情はゆがんでいる——文明の体系の中で全体をつくり上げる部分のパターンが良くない。それでも「時の権力者」は、新しいパターンがどんなに有益であっても、少しでも配慮を受けるつもりなら、古いパターンに合わせなくてはならないと要求する。

　熟練した職人なら、パターンが悪い、あるいは意に満たないとわかったら、それを捨てて新しいものに取り替えるだろう。もとのパターンが過去には、目的のためにどんなに有益だったとしても関係ない。これが唯一の合理的な道である。ここで言う新しいパターンは、人が目の前の新しいなじみのない状況に対処するにあたって、反応を変えてコントロールできるようにするために提供されるものである。しかし子どもも大人も、現在のパターンがオーソドックスであってもなくても、それに新しいパターンを合わせることはできない。そして新しいパターンを使わなくてはならないなら、もとのパターンを捨てなくてはならない。F・マサイアス・アレクサンダー信託基金学校の研究が実証しているように、幼い子どもにとって、新しいパターンの採用はわりと簡単で容易である。子どもは、自分が秀でた行動をしようとするのを妨げるような間違った自己の使い方を防ぐには、いつものやり方での目的達成に同意しなければいいのだと、あっという間に学ぶ。しかし大人は伝統的な訓練と教育を受けているので、思考習慣や先入観、受け継いできた信念や偏見を、克服しなくてはならない。大人にとってアレクサンダー・テクニークから恩恵を受けるということは、これまでつねに自然に委ねてきた自己のケアに責任をもつ必要があると認識するということになる。大人は新たな個人的責任を受け入れなくてはならないのだ。

　ここで主張されている意味での自己に誠実であることは、他人に誠実であること

を前提としており、もしこれが単なる理想としてではなく、習慣的反応としてひとたび確立されたら、数世代後に結果として生じる責任感は、望ましい人間性を育成するための教育や宗教その他の手段からは（まれな例を除いて）生まれていないような、他人とその幸福への配慮につながるだろう。歴史書には、ガリレオのような先見の明ある人々に対する迫害のしみが点々とついているが、そういう人々が何をしたかと言えば、のちに偉大な真実と認められた新しい考えを、同時代の人々に突きつけただけである。未知のものに対して、敵意ではなく探求、寛容、思いやりの反応を示すように、子どもと若者、そして大人を教育することの重要性を理解するには、他の画期的真実の発見者、たとえば種痘を開発したジェンナー、公衆衛生の重要性を発見したゼンメルワイス、細菌学者のパスツール、消毒法を開発したリスター、麻酔を応用した産科医のシンプソン、実験医学の父であるハンターのような人物に対して、因習的な科学者や宗教家が行なった扱いについて読むだけでいい。

　アレクサンダー・テクニークは「既知から未知への論理的思考であって、既知が間違っていて未知が正しい」と述べた故ジョゼフ・ラウントリーはこのことに気づいていた。自己の使い方の「既知」から「未知」に移るこの経験は、反応のコントロールを根本的に変えるときの基本的ニーズである。しかし、なじみのない理論を受け入れて、以前は知らなかった使い方と機能の経験をともなう統合的な調整プロセスによって、その理論に対応するなじみのない実践法を一貫して用いる経験をする機会を与えられなければ、人はそのニーズを満たすことができないままである。生きる営みにかかわる非常にたくさんの活動を、知らないうちに有機体に一定の有害な影響をおよぼすことなく実行するつもりなら、人は自己を使う習慣を変えなくてはならない。使い方のプライマリーコントロールを意識的に用いることによって、私たちはどんなときにも、どんな状況でも、自信をもって最良の自己の使い方を確保できるし、この間接的な方法によって、どんな活動をするにしても、心身の自己を最高に活性化してコントロールできることを、認識すべきときが来ている。
　アレクサンダー・テクニークによって「する」ことを学ぶのは、試行錯誤のプランで運動を「する」ことを学ぶのではなく、自己を使うときだけでなく自己以外にテクニークを応用するときにも、原理にしたがって取り組むことを学ぶのである。

第 10 章 原理に対する新しいパターンと努力

　ある運動をするのに、原理にしたがって取り組むことを学ぶ人は、すべての運動が
できるようになるが、ただ「運動をする」ことを学ぶ人は、確実にいつまでも「運
動する」ことを学ばなくてはならない。全身の機能水準を上げるように、使い方の
プライマリーコントロールを用いる方法を学んだ人は、原理にしたがって取り組むこ
とを学んだのであり、個人のどんな活動領域であれ、「する」ことを学んでいるとき、
それをうまく利用できるようになる。

11 生き方の愚かさ

　人間の最も悲惨な間違いは、自分自身が日常の活動で心身全体として機能しているとわかっていないことである。なぜなら、そのせいで新しい生き方ができる知識へのカギを奪われるからだ。

　人間は自分が発明した機械の性質と働きにはとても熟達しているが、自分自身の有機体を構成するメカニズムの性質と働きにはひどく未熟である。無生物の機械を使える状態に保つ方法は知っているのに、人間というマシンが健康に、幸福に、仲間と仲良く生きるための手段については何も知らない。

　「全人性」の理想を認めている人々の中にさえ、その理想を実践するための生きるすべに十分熟達している人はほとんどいない。その原因は、自己の使い方についての知識が、反応のガイダンスとコントロールに影響するにもかかわらず、現代文明の基礎に組み込まれていないうえ、人間に教えたり指導したりする人たちに備わってもいないことにある。人間の自己の動機づけと活性化で全人性につながる「手段」なしに、充実した人生を送るよう人々に熱心に勧めても無駄である。

　人間が自分自身の研究にしかるべき注意を払い、この研究を活用していたら、活動する自分のメカニズムに対するガイダンスとコントロールのおかげで、有機体の働きを使うための機能統合を理解できる経験をしていただろう。そのあと自己の研究結果を、宇宙の不思議の研究にもち込んでいたら、有効な原理として分離ではなく統合を主張していたら、必然的にすべてを断片としてではなく全体として研究していただろう。

　今まで逆のことが行なわれていたせいで、人間自身および外の世界両方の科学において、もし創造の原理があるとしても、それには破壊以外の目的があるのだろうかと、人は疑問に思い始めている。

　近年、ごく一部の人たちが、この問題に関して他の人たちよりさらに深く捉えるようになっているが、この少数派はまだ、新しい理論に示されている新しい目的を

第 11 章 生き方の愚かさ

達成しようとするのに、従来の手法にとらわれている。なぜなら教育手法を実行するのに、統合の原理を実践する手段がないからだ。教育者自身、対処するために提示される理論が増えるのに比例して、悪くなる状況に当惑している。若者を混沌とした世界にさまよわせる制度には、何かおかしいところがあるに違いないという認識が広まっている

　宗教、哲学、倫理、そして教育はつねに、快活さ、自信、勇気、利他主義、正義、思いやりといった考えをたたき込もうとしてきたが、もしそのような手法が一時しのぎ以上のものであったなら、知性や真理の混乱が広がることはなかっただろう。良い助言が消えることも、賢い教えがなくなることもなかった。ほとんどの人は自分が**何を**するべきか（目的）を知っているが、悲しいことに、**どうやって**するべきか（手段）を知らない。理論的にはどんなに立派でも、自己の知識にもとづいていない理想への熱意と信念を呼び起こそうとする、一時しのぎの手法は危険だ。自己は理想を実践するために必要な「行動」の道具なのだ。今日の若者は、自己評価の水準を与えられていない。明らかに不安定な感情と当てにならない感覚に頼らざるをえない。それは例の習慣的な反応の特徴であり、その反応は、いわゆる論理的思考プロセスの働きを阻む。考えと理想は支持され信じられるが、根底にある心身の使い方と機能は変わらないままなので、全人に影響をおよぼす根本的変化は起こらない。

　才能ある人も普通の人も何百万という人が、有機体の不安定さにいちばん訴える指導者へと流れてしまうせいで、できるだけ最善の方法で完全な混乱から抜け出す道を見つけられないでいる。

　アレクサンダーの業績は広い意味で教育的であり、彼は長年にわたって教育における新たな方向性を唱道してきた。

　最初の必須事項は、子ども、青年、あるいは大人に、まず自分の心身メカニズムを評価して導くための手段や基準を与え、次に、この基準にしたがって、経験の中で示される理想と提案の価値を評価する手段を与えることだ。過度に落ち込んだり興奮したりする感情的反応に向かう心身の傾向を知り、そのような傾向を抑えておくための手段についても知っている人は、自分にとっても仲間にとっても危険な単なる操り人形になるほど、簡単には他人に影響されない。アレクサンダー・テ

143

クニークによって、人は混乱することなく、目的を達成したいという欲求に我を忘れる傾向を抑制し、ひどいストレスがかかるときでも「動きの中で考える」方法を学ぶまでに、成長することができる。自己の使い方と機能に関するこの新しい知識は、現代の若者に他の知識をも獲得し、その知識を実践するための基礎を与える。そのおかげで彼は、どこまでも環境に順応することができるが、それは文明人が生き残るために要求されることである。

12 止め方を知る

　人類がつくり出した原子爆弾というフランケンシュタイン並みのモンスターは、う
まく扱わないと、すべての人にとってつねに脅威になる。なぜなら、人間は自分が
つくり出したモンスターをコントロールする場合に必要な、自己認識と自分の反応
のコントロールができるようになっていないからだ。しかし原子爆弾は、その出現
で人類が多方面の活動を止めざるをえなくなると考える人に歓迎された。ますます
アンバランスになりつつある生き方にもとづく人間の反応に、そして人間どうしの
関係に、変化を起こすには、そのような活動停止が必要である。人類は人間関係
の大きな問題に直面しており、それを解決するには、人間の反応を変え、コントロー
ルし、次第に改善できる手段を知るしかない。そのような知識に接したことのある
人はごくわずかだ。そうでなければ、十分な数の人間が反応の変化によって将来
の展望や物の見方に大きな影響を受け、1914 ～ 18 年の危機とその後の 1939
～ 45 年の世界危機を、防ぐことができたかもしれない。

　人間がとらわれている反応の習慣は、時代遅れの信念に必ずついてくるもので
あり、たいていはあやふやでいら立たしい判断である。進化のこの段階で衝動と
本能にコントロールされる人間は、どんな状況でも、パターンにしたがった反応をし
ないことはまれだ。人は思考と行動の自由を提唱すると主張するかもしれないが、
思考と行動における自由という、最も大きな功績を実践の中で用いることができる
と主張することはできない。これには、衝動的でコントロールのきかない反応の影
響に支配されるとき、どうやって止めるか（阻止・抑制するか）を知る経験ができ
る技法を用いる必要がある。人間の基本的性質は、自己の使い方の意識的な方
向づけに関して、さらには人間関係の判断とコントロールに関して、過去数世紀の
間に変わるべきだったが変わっていない。したがって人間はどちらを向いても、感
情の突発によって起こる妨害の影響に直面している。それはたとえば偏見、嫉妬、
欲望、羨望、憎悪などに現れる、きわめてありふれたいら立たしい人間の欠点に

145

ともなうようなものだ。

　こうした状況をつくった人間の反応は、友好と平和のために何が必須なのかについて理解を深めるような、国内および国際的な関係を確立するチャンスを台無しにする。世界では、変化する状況と新しい発見によって、人間の反応の変化とコントロールが新たにますます求められている。

結論

現在の世界的危機にあって、大部分の人は誤りや悪事の責任を個人または政府に負わせようとする。自分も責めを負うべきだと認める人はほとんどいない。現在起こっている野蛮さの再発は、科学者の骨折り努力のおかげで、無責任な者たちの手が届くようになった、破壊と惨事の手段によってさらにひどいものになる。科学者は目的を達成するにあたって、自分の研究の成果が悪用されるのを防ぐことに、ほとんど関心がなかったのだ。

他人に責任を負わせたいと思う人間の欲求は、自責感を嫌う生来の傾向の一部であり、その傾向は、個人的な病気や欠点の責任を自分で負う覚悟ができていないとき、自然や何か他の原因のせいにする習慣に明らかである。

第2次世界大戦の責任をヒットラーやムッソリーニに負わせたがる人たちは、ドイツの資源もイタリアの資源も、あるいは両方合わせても、必要な戦力には足りなかったという事実を、都合よく見落としている。そのため、彼らは必要な多くの軍事物資は他国から買っていたし、周知のとおり、国内消費に必要なものより多くを蓄えておく必要があったが、それでもこうした必要不可欠な原料の自由な供給が、宣戦布告までどころかその後も許されていた。この2カ国の人々は、良心のない人物の見かけ倒しの論拠と個人的な影響力によって戦争へと導かれたからといって、非難を免れるべきではない。なぜなら、そうした人々の反応は邪悪な力に影響されやすいので、いまだ世界の平和と安全に対する脅威だからである。

戦争が終わったいま、歴史を繰り返さないためには解決策を見つけなくてはならず、あらゆる根本的な問題と同様、その解決策は個人の潜在能力の開発にある。それによって、人間の反応の改善とコントロールが実現する。人間が自分だけでなく他国の人々の目的や特徴の本質も深く理解するつもりなら、将来を生きるための新しい「手段」をもたなくてはならない。教育、文化、宗教、政治経済、医学、科学、産業、そして最後だがとくに、階級と社会的関係と社交について、見方を改めなくてはならない。しかし、本書のテーマである自己のガイダンスとコントロールに根本的な変化がなければ、これは不可能である。幼い子どもから青年までの教育手法、そして人間が将来的な仲間との交流、および外界での他の活動に採用する手法に、根本的な変化が求められる。

そのために不可欠なのは、自分自身の中のトラブルや問題をもたらしたすべてに対する責任を受け入れなくてはならず、それを自分自身から取り除くための手段が必要だと認識することである。目の前にあるこの初歩的な責任を受け入れるなら、その経験が、自分自身にも仲間の人間にも同様に誠実であることを含めた責任を受け入れるのに、最高の準備になる。

　人間は民主主義の理想を思考と行動**の**自由に通じる道として採用したが、この理想を実現するためには、自己の全体的な使い方と機能の**動きの中で考える**潜在能力を、最大限に高めなくてはならないことを理解していなかった。その能力を高められればその過程で、個人にコントロール力を授けその結果集団反応として表れる。これは、民主主義理論を実践するのに不可欠な生き方となる。アレクサンダーはこの本を次のように締めくくっている。

　「教師としての経験でわかったことだが、思考と行動**の**自由という考えを受け入れ、日常生活で一貫してその考えを主張してきた人でも、考えて行動するのに習慣的反応ではない自己の使い方をしなければうまく実行できない手法を用いるという、よく考えたうえでの決断にしたがおうとするときには、思考と行動を**自由にすること**はできないのである」

付録

付録Ａ　トマス・Ｄ・ホールによる演説からの抜粋

　南アフリカ化学協会のメンバーに向けて行なわれた、文学士で理学修士のトマス・Ｄ・ホールによる「化学の功績」と題された会長演説からの抜粋。ホール氏はアレクサンダー・テクニークの研究を同僚に勧めるにあたって、こう述べている。「アレクサンダーがいつの日か、パスツールとともに不朽の名声を得ることを、私は疑わない」

付録Ｂ　Ａ・マードック医師による論文からの引用

　医学士のＡ・マードックによる「後頭下筋の機能——姿勢、使い方、働きのカギ」からの抄録。この論文は1936年5月5日、英国医師会ヘースティングズ支部で読まれた。とくにマードック医師は次のように書いている。

　「頭蓋球をおもに動かすものとしての後頭下システムの重要性は見逃されてきた。頭蓋球が第1頸椎および第2頸椎と一緒に動くとき、首の真ん中で起こるもっと大きくて自由で広い動きだけに、注意が払われているのだ。小さいほうの動きは、頭蓋球の適切なバランスを保ち、そうすることで頭蓋球と体の適切で正しい関係を保つよう、器官——内耳迷路——を協調させて調整できるようにするのに、非常に重要な動きである。そのように筋肉器官の全体を正しく協調させると、重要臓器の機能のために正しい協調が生み出され、外側の体壁に正しい状態が生み出され、プライマリーコントロールが構築される。それはアレクサンダーがあると主張して活用し、マグナスが何年もあとに説明したが位置を特定しなかったものである」

　「大半の人の場合、後頭下筋の動きによる頭蓋球のこの機能のコントロールを、

意識的に学んだことはなく、適切な姿勢を保つ力とともに失ってしまっていて、そのせいで人間を苦しめる障害の多くが生まれている」

　「各部位の配置の性質と、人間は唯一の直立する哺乳類だという事実から、こうした筋肉の機能と頭蓋球との関係を普通の実験方法で調べることは不可能だったが、アレクサンダーは自分自身を使った長年にわたる一連の実験によって、筋肉を再教育し、もとの機能を取りもどし、その結果、全体としての安定、姿勢、機能を変える技法を編み出すことができた。この再教育を行なうと必ず、調整不全とそれにともなう病気の症状が消える」

付録 C マンゴー・ダグラス医師による論文からの引用

　医学士のマンゴー・ダグラスによる『解剖学研究に対する観点の新たな方向づけ』（1937 年）からの抜粋。

　著者は、ルドルフ・マグナスと F・M・アレクサンダーの重要な発見に言及している。マグナスの研究を要約し、「働いている筋肉群は、部位どうしの関係を調整するだけでなく、じつは鎖をつなぐ仕事をしていて、それがなければ、もっと基本的な部位の具体的な動きはおそらく起こりえない」ことを明らかにしたと述べている。アレクサンダーについては、次のように書いている。

　「……彼は、抑制と呼ばれる中枢神経系の機能を使うことによって、筋肉群の一部使用を止めることができ、残りを使って、関節付近の部位を動かすことも、摩擦を最低限にして部位どうしの関係を保つこともできると気づいた。実質的に、首の中の背骨より後方にある筋肉群の使用は、最初に抑制すべきものであると気づいたのだ。……基本的に、結びつける機能は筋肉の主要機能であることを、解剖学が認識することが不可欠になる。……次に、もっと根本的な関係がすべて依存している初歩的関係は、第 1 頸椎―後頭、第 2 頸椎―後頭、第 1―第 2 頸椎のシステムからなる、小さい筋肉群によって確立される関係であることを認識しなくてはならない」

　「筋肉がもつこの結びつける機能の驚くべき重要性は、その存在をただ記述するだけでは理解されない。この概念を認識しないことは、重い責任を問われる。なぜなら、形成の不十分な生理学的手段の知識で、あらゆる生き方と人間の試

付録

みにアプローチすることを意味するからだ」

付録D ジョン・ヒルトンによる演説からの引用

1936年10月17日、バクストンで開催された労務管理協会の会議で、ケンブリッジ大学の労使関係教授で文学修士のジョン・ヒルトンが行なった演説からの抜粋。

ヒルトン教授は、人間は「けっして向いていない」機械の世界に住んでいることに言及し、約100年前まで、「人間は何十万年にもわたって、でこぼこ道での車輪の揺れや、ピンと張った帆のきしむ音、順走する船体のささやきより、激しく長く続く振動を知らなかった」と指摘している。ひどく緊張している神経質な人々の増加や、緊張しすぎの労働者の衰弱の原因は、私たちが自分の体をさらしている交通機関や仕事での振動とスピードであり、機械のすばやい断続的な動きを無意識にまねしていることにある。「私たちは自分のペースを機械に合わせ、そのペースは私たちの最も敏感でデリケートな協調とコントロールを駄目にすることで、私たちを打ちのめしている」。動きと協調における悪い姿勢の習慣は深く染み込んでおり、それに対する解決は体操だった。これを「ジャーク（急に動くこと）」という言葉を使って強調している。彼はこうつけ加えている。「最も強い者しか伝統的な身体鍛錬のコースを乗り切れない」

「無意識に機械を模倣することから私たちが思いつくものすべてが加速し、日常的に私たちの姿勢、力、健康、正気を壊している。このすべてを静かな天才が探ったのだが、彼のきわめて重要な発見を、医学の権威は組織的な専門家という立場で注目しないことにした」

「アレクサンダーの研究について、私たちが陥った誤りを中和させ、自分自身を再教育し、文明人が最近悲惨なほど失っている体の協調を回復する、彼の技法の功績について知らないなら、ぜひともすぐに知ってほしい」

付録E アレクサンダーの女性生徒が書いた手紙からの引用

アレクサンダーの女性生徒がテクニークのレッスンを受けた後3カ月の間に、彼

にあてて書いた6通の手紙からの抜粋。彼女は疼痛性チックをわずらっていたのだが、自分の健康が改善し、「私のためにしてくれたすべてのこと」に感謝していると、彼に知ってほしいと願っていた。

付録F ウィルフレッド・バーロー医師の意見

　病気の発生率に関するウィルフレッド・バーロー医師の意見。

　バーロー医師は、健康に関する大量統計のなかで、個別因子の**量的**評価に没頭するのでなく、普通の人々の生活の**質**を評価することの必要性を強調している。「注意深い人にとっては明白なことだが、じつに大勢の男女が、最高レベルをはるかに下回る機能で人生の大半を過ごしており、身長、体重、寿命などの増加は必然的に地域社会の健康が十分であることの指標だと信じるのは、考えが甘いことは間違いない」

　彼はホーダー卿が編集顧問を務めた『健康と社会福祉、1944-45年』から、M・カストンが『公衆衛生の進歩』で述べている意見を引用している。

　「コレラ、天然痘、チフスのような、きわめて劇的な形の死因は、この国では克服された。残っているのは、それほど劇的ではないが蔓延している『病』の発生、つまり正常な健康からの逸脱だ。この分野では、たとえば消化性潰瘍、胃疾患、さまざまな心身の問題に取り組まなくてはならない。こうした病気はすべて、人口のかなりの割合に多くの非効率と苦痛を引き起こす。基本的にアプローチは予防、そして健康に関する概念を築くことでなくてはならない」

　バーロー医師によると、これでアレクサンダー氏が過去40年にわたって著作で主張してきた点が明らかになる。「現在の医学的アプローチの手法では触れられていない『病』が非常にたくさんある」というのだ。この問題の研究は、アレクサンダー氏の「人生のどの瞬間にもどんな反応をするにも、有機体の使い方がおよぼす**一定の**影響の実証」を考慮に入れなくてはならない。「この一定の影響を無視する診断は不十分であり、これを考慮に入れない治療や再教育の計画は、病気と機能不全の素因を残すに違いない」

付録

付録 G ドイツの医学および軍事報告からの引用

ドイツの医学および軍事報告からの引用。当国での青年訓練による精神的および身体的結果に関する報告で、子どもの病気の漸進的増加を示す表も付されている。

付録 H 『ニューヨーク・タイムズ』の記事に関する
アレクサンダーの所見

1940 年 9 月 30 日付『ニューヨーク・タイムズ』に掲載された、3 日間にわたる「科学、哲学、宗教と民主的な生き方についての会議」の記事に関するアレクサンダーの所見。

アレクサンダーは「これらの分野の指導者 500 人」が下した「現代文明は、個々の人間がもつ最高の価値と道徳的責任を認めることによってのみ維持できる」という判断を称賛し、個人が日常生活での「行動」の中で潜在能力を一貫して開発できるような技法を展開するのに、指導者たちが自分の生涯の研究を活用してほしいと述べている。しかし、『ニューヨーク・タイムズ』が報告しているような、合意に達するよう「考えを変える意欲」は取り決めに限定されており、その実行には「個人の興味や信念の刺激に対する習慣的な反応の変化は必要なかった」ことがわかったと、アレクサンダーは指摘している。

153

文献目録

Man's Supreme Inheritance（人類が受け継ぐ至高の恵み）

ロン・ブラウンが要約したのは、*Man's Supreme Inheritance* の 1918 年版である。*Man's Supreme Inheritance*（*Methuen & Co. LTD., London, and E.P. Dutton & Co., New York, 1918*）は、*Man's Supreme Inheritance*（*Methuen, and D.R. Reynolds, New York, 1910*）の改訂版であり、*Man's Supreme Inheritance (Addenda) (Methuen, 1911)* と、*Conscious Control in Relation to Human Evolution in Civilization)*（文明における人類進化関係する意識的コントロール）*(Methuen, 1912 年)* が組み込まれている。*1918* 年版は多少手直しを加えられ、*1941* 年にロンドンの *Chaterson* 社から再版。*1910* 年版と *Conscious Control* が一冊にまとめられ、*1988* 年にカルフォルニアの *Centerline Press* 社から再版。

Constructive Conscious Control of the Individual（個人の建設的な意識的コントロール）

初版は *1923* 年、ロンドンの *Methuen* 社とニューヨークの *Dutton* 社により出版。*1946* 年にロンドンの *Chaterson* 社、*1985* 年にカリフォルニアの *Centerline Press* 社により再版。そして *1987* 年と *1992* 年にロンドンの *Victor Gollancz* 社により再版。

The Use of the Self（自己の使い方）

初版は *1932* 年、ロンドンの *Methuen* 社と、ニューヨークの *Dutton* 社により出版。*1942* 年にニューヨークの *Dutton* 社、*1943* 年ロンドンの *Chaterson* 社により再版。*1946* 年にロンドンの *Chaterson* 社が改定版を出版。*1984* 年にカリフォルニアの *Centerline Press* 社、*1985* 年と *1992* 年にロンドンの *Victor Gollancz* 社が初版を再版。

The Universal Constant In Living（生き方の普遍定数）

初版は *1941* 年にニューヨークの *Dutton* 社、*1942* 年にはロンドンの *Chaterson* 社により出版。ロン・ブラウンが要約したのは、*1946* 年度版の *Universal Constant In Living* である。これには第 2 次世界大戦について考察して書かれた「やめ方を知る」という章が加えられている。*1986* 年にカリフォルニアの *Centerline Press* 社が初版を再版している。

*F・M・*アレクサンダーの著作選集は、*The Alexander Technique* というタイトルで、エドワード・メイセルが編集し、序文を寄せて出版されている。*1969* 年に *The Resurrection of the Body*（身体の復活）としてロンドンの *Thames & Hudson* 社から、*1974* 年にニューヨークの *Dell Publications* 社から出版された。*The Alexander Technique* としては、*1986* 年にニューヨークの *Carol Communications* 社、*1990* 年にロンドンの *Thames & Hudson* 社により再版されている。

創始者・要約著者・監修者　略歴

アレクサンダー・テクニーク創始者：

フレデリック・M・アレクサンダー (Frederick Matthias Alexander)

オーストラリア タスマニア生まれ。シェイクスピアの朗唱を主とする俳優だったが、失声のトラブルを抱える。長年の綿密な自己観察により問題を解決する手立てを発見し、その際導き出された理論が、後に「アレクサンダー・テクニーク」として確立されていく。オーストラリアからイギリス、アメリカと拠点を移しながら指導を続け、指導者の育成も行った。著書に『人類が受け継ぐ至高の恵み』『個人の建設的な意識的コントロール』『自己の使い方』『生き方の普遍定数』。

要約著者：

ロン・ジョージ・ブラウン (Ron George Brown)

ジャーナリスト。サウザン・スタンダード社（Southern Standard）で経歴をスタートし、戦前は多くの地方新聞社で従事。戦時中はスカパフローにある海軍に従軍記者として所属。ロイター通信での事務職ののち、後年に発展して国連となるロンドン広報事務や、自由ギリシャ海洋連盟（Free Greek Maritime Union）で、広報担当として従事。またタイムズ紙のコラムやイブニングスタンダード紙のロンドン市民コラムを担当。最後は AP 通信社に従事した。幼少の頃から患っていたポリオ（小児麻痺）の影響で背中や脚の筋肉に障害を持ち、結核と肺がんも患っていた。同僚からアレクサンダーに会うよう勧められたことから、レッスンに通い始め、テクニークを深く理解するようになる。レッスンを受けた後は体調が優れ、「地面から 3、4 インチ上を歩くようだ」と話していた。1946 年～ 47 年頃からアレクサンダーのレッスンを受け始め、1947 年頃から要約作業を開始した。

日本語版監修者：

八木　道代 (やぎ　みちよ)

アレクサンダー・テクニーク教師（STAT 認定）、保健体育教師。武庫川女子大学卒業、神戸大学大学院修了。武庫川女子大学附属中学高等学校専任教諭 (1992 ～ 2000) オランダ、アムステルダムにある ATCA（Alexander Technique Center Amsterdam）に 2002 年から 3 年間所属。指導者資格を取得後、日本に帰国。アレクサンダー・テクニーク教師として活動を開始。個人レッスンを柱に、グループワーク、ワークショップなどを行う。劇団青年座研究所、アマックコーポレーション、スポーツクラブ武庫女などの定期出講や、兵庫県女子体育連盟、大阪市立高等学校女子体育連盟、幼稚園親子講座などへの単発出講を多数務める。近年では、非常勤講師として、中学校、高等学校の「保健体育」授業や、大学での「ボディーワーク」授業にてアレクサンダー・テクニークの理論を基礎としたソマティック教育を展開。また親子のための心身教育にも力を入れている。https://atlesson-yagi.com

アレクサンダー・テクニーク創始者：
フレデリック・M・アレクサンダー (Frederick Matthias Alexander)
P.155 参照

要約著者：
ロン・ジョージ・ブラウン (Ron George Brown)
P.155 参照

日本語版監修者：
八木　道代 (やぎ みちよ)
P.155 参照

翻訳者：
大田　直子 (おおた なおこ)
東京大学文学部社会心理学科卒業。訳書に『パートナーヨーガ』、『神話と伝説バイブル』、『ア
シュタンガ・ヨーガ インターミディエート・シリーズ』『リストラティブヨガ』(いずれもガイアブックス)
など。

AUTHORISED SUMMARIES OF
F.M. ALEXANDER'S FOUR BOOKS

アレクサンダーテクニーク
F・M・アレクサンダーによる著書 4 作の要約

発　　　行　2019 年 9 月 1 日
発 行 者　吉田　初音
発 行 所　株式会社ガイアブックス
　　　　　　〒 107-0052 東京都港区赤坂 1-1-16　細川ビル
　　　　　　TEL.03（3585）2214　FAX.03（3585）1090
　　　　　　http://www.gaiajapan.co.jp

Copyright for the Japanese edition GAIABOOKS INC. JAPAN2019
ISBN978-4-86654-023-8 C0075

落丁本・乱丁本はお取り替えいたします。
本書を許可なく複製することは、かたくお断わりします。
Printed and bound in japan